Mit
Allergien leben
2. Auflage

Symptome
rechtzeitig
erkennen

Welche
Therapien
es gibt

Allergie
bei Kindern

Verein für Konsumenteninformation
Helga Schimmer

Mit Allergien leben
2. Auflage

Impressum

Herausgeber
Verein für Konsumenteninformation (VKI)
Mariahilfer Straße 81, 1060 Wien
ZVR-Zahl 389759993
Tel. 01 588 77-0, Fax 01 588 77-73, E-Mail: konsument@vki.at
www.konsument.at | www.vki.at

Geschäftsführer
Mag. (FH) Wolfgang Hermann

Grafik/Produktion
Günter Hoy

Autorin
Mag. Helga Schimmer

Fotos Textteil
VKI (wenn nicht anders angegeben)

Fachliche Beratung
Priv.-Doz. DDr. Sabine Altrichter
OÄ, Kepler-Universitätsklinik für
Dermatologie und Venerologie, Linz

Foto Umschlag
iStockphoto/Grafissimo

Dr. Elli Greisenegger
OÄ, Klin. Abteilung für Haut-
und Geschlechtskrankheiten,
Universitätsklinikum, St. Pölten

Druck
Holzhausen Druck GmbH,
2120 Wolkersdorf

Stand
August 2022

Priv.-Doz. Mag. Dr. Stefan Wöhrl
FA für Dermatologie und Venerologie,
Allergiezentrum Floridsdorf, Wien

1. Auflage
Univ.-Prof. Dr. Werner Aberer
Vorstand der Hautklinik,
Medizinische Universität, Graz

Thomas Tobisch

Bibliografische Information der Deutschen Nationalbibliothek
Die Deutsche Nationalbibliothek verzeichnet diese Publikation in der
Deutschen Nationalbibliografie; detaillierte bibliografische Daten
sind im Internet über http://dnb.d-nb.de abrufbar.

Verein für
Konsumenteninformation
ISBN 978-3-99013-111-4

€ 25.–

Zu diesem Buch

Ob der ägyptische Pharao Menes um 2.800 v. Chr. an der allergischen Reaktion nach einem Wespenstich starb, ist ungewiss. Möglicherweise war erst Britannicus, der Sohn des römischen Kaisers Claudius, mit seinen Hautausschlägen nach dem Reitunterricht der erste Allergiker der Weltgeschichte. Vom gegen Ende des 15. Jahrhunderts regierenden englischen König Richard III. wird berichtet, er habe sich seine Erdbeerallergie auf perfide Weise zunutze gemacht: Von einem politischen Gegner soll er sich eine Schüssel mit den begehrten Früchten reichen und diesen, nachdem sich erwartungsgemäß Nesselfieber gezeigt hatte, wegen versuchten Giftmordes hinrichten haben lassen.

Allergien gibt es also schon seit alters her, jedoch stellen sie in den letzten Jahrzehnten ein stetig wachsendes Problem dar. Die heutige Volkskrankheit Heuschnupfen etwa galt noch in den 1950er-Jahren als seltenes Phänomen. Dementsprechend jung ist die Wissenschaft der Allergologie: Erst 1906 wurde der Begriff Allergie überhaupt in die medizinische Fachsprache eingeführt – von einem Österreicher, dem Wiener Kinderarzt Clemens von Pirquet.

Heute leiden zumindest zwei Millionen Menschen in Österreich an einer Allergie, die nach Rückenschmerzen auf Platz zwei der häufigsten chronischen Krankheiten rangiert. Umso erstaunlicher ist es, dass es hierzulande bis vor kurzem keine ausgewiesene Spezialisierung in Allergologie gab. Diese Versorgungslücke schließt sich mit der am 1. Juli 2021 in Kraft getretenen fächerübergreifenden „Spezialisierung in Allergologie" nun langfristig. Ärzte einiger Fachrichtungen (z.B. HNO, Dermatologie, Pneumologie, Kinder- und Jugendheilkunde, Innere Medizin, Arbeitsmedizin und Allgemeinmedizin) können sich in einem 18-monatigen interdisziplinären Lehrgang zu Spezialisten in Allergologie ausbilden lassen. Bei einer so häufigen Krankheit wie Allergie wird die begrenzte Zahl dieser spezialisierten Ärzte aber nicht zur Betreuung aller Betroffenen ausreichen können, weshalb ein großer Teil allergischer Patienten weiter gut bei Fachärzten und Allgemeinmedizinern auch ohne Spezialisierung betreut werden kann.

Ihnen als Hilfesuchende das Leben mit einer Allergie zu erleichtern, ist der Zweck dieses Ratgebers. Neben einem ausführlichen Überblick über die wichtigsten Allergieauslöser erhalten Sie eine Darstellung, wie Allergien heute diagnostiziert werden können. Außerdem finden Sie viele praktische Tipps zur Vorbeugung und Behandlung sowie nützliche Informationen zu Allergien bei Kindern.

Aus Gründen der besseren Lesbarkeit wird auf die gleichzeitige Verwendung männlicher und weiblicher Sprachformen verzichtet. Sämtliche Personenbezeichnungen gelten gleichermaßen für beide Geschlechter.

Dank für die fachliche Überprüfung gilt Frau Priv.-Doz. DDr. Sabine Altrichter, Oberärztin mit Spezialisierung in Allergologie an der Kepler-Universitätsklinik für Dermatologie und Venerologie in Linz, Frau Dr. Elli Greisenegger, Oberärztin mit Spezialisierung in Allergologie an der Klinischen Abteilung für Haut- und Geschlechtskrankheiten am Universitätsklinikum St. Pölten, und Herrn Priv.-Doz. Mag. Dr. Stefan Wöhrl, Facharzt für Dermatologie und Venerologie mit Spezialisierung in Allergologie am Floridsdorfer Allergiezentrum in Wien.

Inhalt

Basiswissen 9
Unser Immunsystem 10
Was ist eine Allergie? 15

Diagnose 21
Eine Allergie erkennen 22
Allergische Erkrankungen 35

Therapie 43
Allergenkontakt vermeiden 44
Medikamentöse Behandlung 44
Die allergenspezifische Immuntherapie 58
Komplementärmedizinische Behandlungsformen 63

Die häufigsten Allergene 69
Pollen 70
Tierallergene 78
Hausstaubmilben 81
Schimmelpilze 84
Insektengifte 89
Nahrungsmittel 91
Arzneimittel 96
Latex 98
Metalle 100
Chemikalien 101

Allergien bei Kindern 111
Anstieg allergischer Erkrankungen 112
Gezielt vorbeugen 114
Allergikerkarrieren 119
Diagnose und Therapie bei Kindern 122
Psychische Faktoren 125

Service 129
Adressen 131
Links 135
Stichwortverzeichnis 137

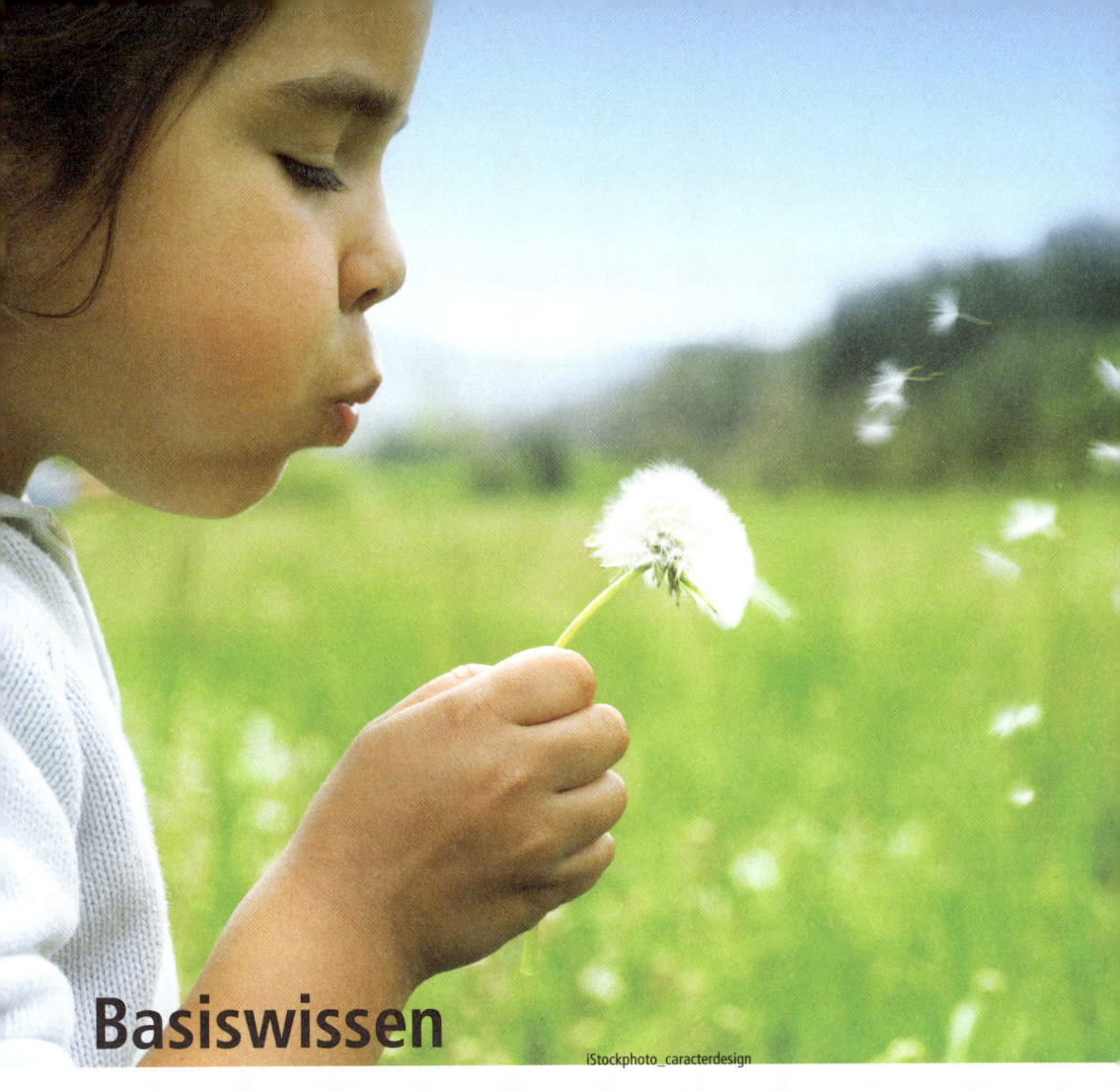

Basiswissen

Eine intakte Körperabwehr schützt uns vor Fremdstoffen, Krankheitserregern und Zellentartungen. Reagieren wir übermäßig auf normalerweise harmlose Bestandteile unserer Umwelt, spricht man von einer Allergie.

Unser Immunsystem

Der Mensch tauscht ständig Stoffe mit seiner Umgebung aus. Wir nehmen Nahrung und Sauerstoff auf und geben Nahrungsreste, Abfallstoffe und Kohlenstoffdioxid ab. Doch auch schädliche Substanzen gelangen in den Körper: Ein Lebensmittel kann verdorben, Trinkwasser verunreinigt, die Atemluft mit Rauch und Staub belastet sein. Drogen, Strahlung und Krankheitserreger sind weitere Außeneinflüsse, die dem Organismus schaden. Mit all diesen „feindlichen Eindringlingen" fertig zu werden, ist die Aufgabe einerseits unserer „Entgiftungsorgane" (in erster Linie der Leber) und andererseits des Immunsystems. Es kann außerdem krankhaft veränderte körpereigene Zellen zerstören und uns somit bis zu einem gewissen Grad vor einer Krebserkrankung schützen.

Das Immunsystem schützt vor körperfremden Stoffen

Die Organe des Immunsystems

Ähnlich wie die Blutgefäße durchziehen Lymphbahnen als Teil des Abwehrsystems unseren Körper. Die in ihnen fließende farblose Flüssigkeit, die Lymphe, transportiert unter anderem Abwehrstoffe, Nährstoffe und Abfallprodukte, welche die Zellen an ihre Umgebung absondern. Auf gleiche Weise befreien die Zellen sich auch von Fremdstoffen und Krankheitserregern. Täglich werden etwa zwei Liter Lymphe gebildet. Teil des lymphatischen Systems sind auch spezialisierte Organe, die besondere Aufgaben für die körpereigene Abwehr erfüllen:

- Das rote Knochenmark ist der Entstehungsort aller Blutzellen – somit auch der für die Immunabwehr zuständigen weißen Blutkörperchen, der sogenannten Leukozyten.
- In der hinter dem Brustbein liegenden Thymusdrüse entwickeln sich aus Vorstufen wichtige Abwehrzellen, die T-Lymphozyten. Die Drüse ist nur in der Kindheit aktiv, Erwachsene verfügen lediglich über einen funktionslosen Thymusrestkörper. Die Aufgabe des Thymus wird dann von den anderen lymphatischen Organen übernommen.

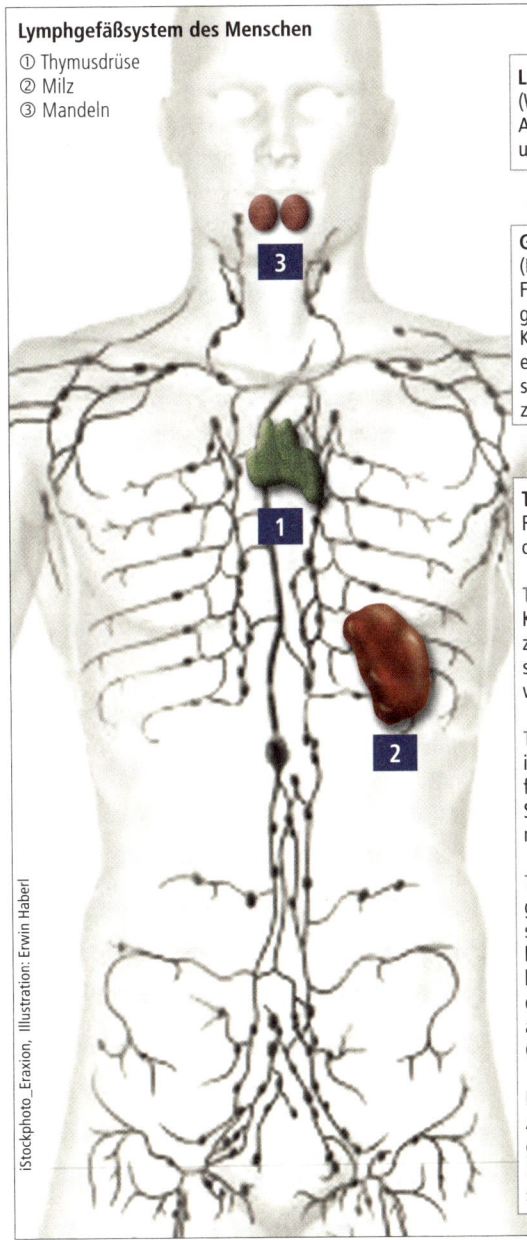

Lymphgefäßsystem des Menschen
① Thymusdrüse
② Milz
③ Mandeln

Leukozyten
(Weiße Blutkörperchen)
Alle Leukozyten gehen aus Knochenmarkstammzellen hervor und verteilen sich über Blut und Lymphe im ganzen Körper.

Granulozyten
(Fresszellen)
Fangen eingedrungene Krankheitserreger ein und fressen sie durch Phagozytose auf.

Makrophagen
(Große Fresszellen)
Umschließen Fremdstoffe und zersetzen sie mit Hilfe von Enzymen.

Lymphozyten
Auf das Erkennen von Fremdstoffen spezialisierte Abwehrzellen.

T-Lymphozyten
Reifen unter dem Einfluss der Thymusdrüse.

T-Helferzellen.
Koordinieren alle Abwehrzellen und senden Botenstoffe aus, die andere Abwehrzellen anregen.

T-Killerzellen. Zerstören inifizierte und körperfremde Zellen, indem sie Stoffe abgeben, die Zellmembranen zersetzen.

T-Gedächtniszellen. Einige T-Killerzellen „merken" sich die Struktur des Krankheitserregers und werden beim neuerlichen Auftreten derselben Infektion sofort aktiv (immunologisches Gedächtnis).

Regulatorische T-Zellen.
Auch Suppressorzellen genannt. Verhindern eine Überreaktion des Immunsystems.

B-Lymphozyten
Reifen unter dem Einfluss des sogenannten Bursa-Äquivalents.

B-Plasmazellen. Produzieren lösliche Proteine, die Antikörper, welche eingedrungene Fremdstoffe an sich binden und unschädlich machen.

B-Gedächtniszellen.
Kreisen nach einem Fremdstoffkontakt längere Zeit oder zeitlebens im Körper, um bei neuerlicher Infektion explosionsartig Antikörper zu bilden.

iStockphoto_Eraxion, Illustration: Erwin Haberl

- Die faustgroße Milz befindet sich links neben dem Magen. Sie wirkt als Blutfilter und Abbauorgan für Schadstoffe, Mikroorganismen und Zellbestandteile.
- Die zirka 500 bis 1.000 linsen- bis bohnengroßen Lymphknoten liegen konzentriert vor allem in der Halsregion, den Achselhöhlen, der Leistengegend sowie in Ellen- und Kniebeugen. Sie gelten als Kontrollstellen des Immunsystems, weil sie körperfremde Substanzen aus der Lymphe filtern und in ihnen Krankheitserreger unschädlich gemacht werden.
- Die Mandeln oder Tonsillen wehren Infektionskeime in Mundhöhle und Rachen ab. Man unterscheidet Gaumen-, Zungen- und Rachenmandeln.
- Unter dem Begriff Peyer'sche Plaques fasst man Anhäufungen von Lymphknötchen im Bereich des Dünndarmes und Wurmfortsatzes („Blinddarm") zusammen, die eine wichtige Rolle bei der Abwehr von Infektionen im Bauchraum spielen.

Das Zusammenspiel der Abwehrzellen

Verschiedene Abwehrzellen werden gegen Krankheitserreger aktiv

Dringen z.B. Bakterien über kleine Verletzungen ins Körperinnere, erfolgt zunächst eine unspezifische Immunreaktion: Granulozyten umfließen einen Teil der Krankheitserreger und bauen sie mithilfe von Enzymen ab. Auch Makrophagen gehören zu den Fresszellen, sie präsentieren aber zusätzlich an ihrer Zelloberfläche Bruchstücke des Erregers. Die T-Helferzellen erkennen die Veränderung an den Makrophagen und setzen nun Botenstoffe frei, welche die anderen Abwehrzellen anregen. Eine spezifische Immunreaktion wird eingeleitet: Die B-Lymphozyten erzeugen massenhaft Eiweißstoffe, die genau auf den Fremdstoff abgestimmt sind. Diese sogenannten Antikörper binden die Erreger an sich und machen sie dadurch unschädlich.

Geschwächt

Viele chronische Erkrankungen können das Immunsystem schwächen. Dazu zählen Krebs oder Diabetes, aber auch eine HIV-Infektion (Aids) oder seltene angeborene Abwehrschwächen.

Die T-Killerzellen zerstören die infizierten Schleimhautzellen. Um eine überschießende Abwehrreaktion zu vermeiden, kommen die regulatorischen T-Zellen ins Spiel, sie bremsen das Geschehen rechtzeitig ab. Zurück bleiben als kleine, zuverlässige „Schutztruppe" die T- und B-Gedächtniszellen, die sofort die volle Abwehrkraft entfalten, wenn derselbe Erreger wieder in den Körper eindringt.

Antigen-Antikörper-Reaktion

Antigene. Das Immunsystem greift Krankheitserreger an, verschont jedoch die eigenen Zellen. Deshalb muss es zwischen körperfremden und körpereigenen Stoffen unterscheiden können. Das ist möglich, weil Viren, Bakterien, Pilze und Parasiten an ihrer Oberfläche spezifische Erkennungsmoleküle besitzen, die man als Antigene bezeichnet. Auch die Körperzellen weisen solche Oberflächenstrukturen auf. Das Immunsystem hat sie aber schon während der Entwicklung im Mutterleib und in den ersten Lebenswochen als zum Körper gehörend kennengelernt und reagiert daher nicht auf sie.

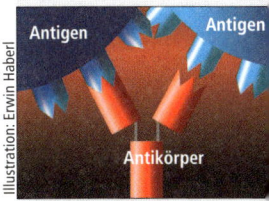

Die Antigen-Antikörper-Reaktion erfolgt nach dem Schlüssel-Schloss-Prinzip

Antikörper. Erkennt das Immunsystem das Eindringen körperfremder Zellen, reagiert es mit der Bildung von Eiweißmolekülen, die zum jeweiligen Fremdstoff wie ein Schlüssel zum Schloss passen. Diese Proteine nennt man Antikörper. Sie weisen die Form eines Ypsilons auf und können an die Antigenoberfläche andocken. Der so entstandene Immunkomplex wird vom Immunsystem erkannt und dann durch Fresszellen oder Enzyme zerstört.

Beim Menschen kennt man fünf Klassen von Antikörpern, die sich in ihrem Aufbau und ihrer Funktion unterscheiden:

- **Immunglobulin M (IgM)** ist der bei Infektionen als Erstes gebildete Antikörper. IgM-Antikörper können Immunkomplexe bilden und dienen der Neutralisation von Antigenen.
- **Immunglobulin G (IgG)** ist der häufigste Antikörpertyp. Er wird bei frischen Infektionen nach den IgM-Antikörpern gebildet, wirkt spezifischer und effektiver gegen die Erreger und kann während der

Schwangerschaft von der mütterlichen Blutbahn in den Kreislauf des Kindes übertreten. Dadurch garantiert IgG einen wichtigen Infektionsschutz für das Baby vor und in den ersten Wochen nach der Geburt.

- **Immunglobulin A (IgA)** dient der Abwehr von Antigenen an den Eintrittspforten des Körpers, etwa den Schleimhäuten in Nase, Rachen und Darm. Säuglinge bekommen IgA aus der Muttermilch.
- **Immunglobulin D (IgD)** befindet sich im Blutserum nur in sehr geringer Menge und kommt vor allem an Zellmembranen gebunden vor. Es ist wesentlich am Aufbau des B-Zell-Rezeptors beteiligt und für die Aktivierung der B-Lymphozyten bedeutend.
- **Immunglobulin E (IgE)** ist wahrscheinlich auf die Abwehr von tierischen Parasiten wie z.B. Würmern, Wanzen und Krätzmilben spezialisiert; absolut gesichert ist dies aber nicht. Da solche Infektionen durch die hygienische Lebensweise in unseren Breiten nur noch sehr selten vorkommen, ist IgE normalerweise in äußerst geringer Konzentration nachweisbar. Es macht nur 0,001 Prozent der Immunglobuline aus. Bei den meisten Allergikern jedoch ist der IgE-Gehalt deutlich erhöht.

Viele Allergiker haben einen erhöhten IgE-Spiegel

Da die Immunglobulin-Werte Rückschlüsse auf die Art der Krankheitserreger, die Infektionsdauer und vorliegende Allergien zulassen, spielen sie in der Labordiagnostik eine wichtige Rolle. Die Elektrophorese, eine spezielle Untersuchungsmethode, ermöglicht es, die Immunglobuline nicht nur sichtbar zu machen, sondern auch mengenmäßig zu erfassen.

Immunglobuline im Normbereich

	IgG	IgM	IgA	IgE
Erwachsene	6,8-15,3 g/l	0,40-1,89 g/l	0,75-3,74 g/l	bis 24 µg/l
Kinder ab 7 Jahre	6,0-15,3 g/l	0,34-1,47 g/l	0,33-1,99 g/l	bis 48 µg/l

Illustration: Erwin Haberl

Was ist eine Allergie?

Dass das Immunsystem verschiedene Krankheitserreger erkennt und unschädlich macht, ist eine sinnvolle Einrichtung der Natur. Problematisch wird es, wenn dieselbe Abwehrreaktion auch gegen ungefährliche Umweltstoffe wie Blütenpollen oder Tierhaare eingeleitet wird. In solchen Fällen spricht man von einer Allergie. Die auslösenden Stoffe werden als Allergene bezeichnet.

Schnupfen durch Infekt

Am Beginn steht die Infektion, bei der die Schnupfenviren (1) durch Einatmen über den Mund und die Nase in die Atemwege gelangen. Dort setzen sie sich an den Schleimhäuten (2) fest (siehe Abb. ▶ Seite 14). Und so verläuft der Prozess: Ein Virus dringt in eine Schleimhautzelle ein (3) und programmiert die DNA im Zellkern um (4), sodass die Zelle Virusbausteine (5) produziert. Hat sich das Virus auf diese Weise vermehrt, platzt die Zelle auf (6) und stirbt ab. Die dabei freigewordenen Viren befallen weitere Schleimhautzellen, um sich weiter zu vermehren. Bei diesem Zyklus schwillt die Schleimhaut an und sondert verstärkt Schleim ab, der aus der Nase läuft oder die Nase verstopft.

Was im Körper bei einem herkömmlichen Schnupfen passiert

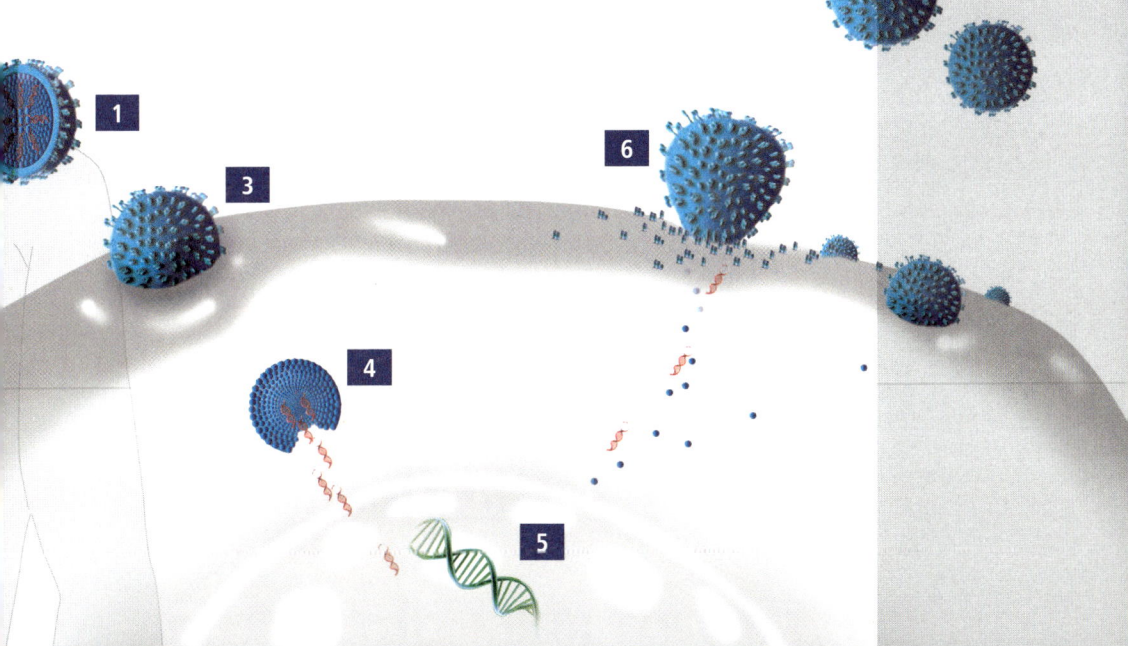

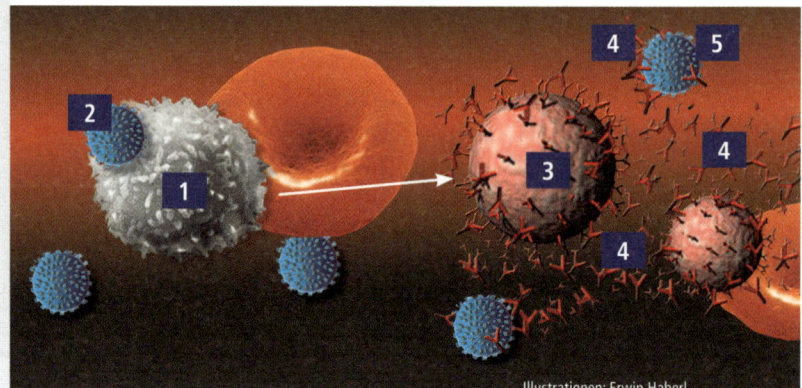

Illustrationen: Erwin Haberl

**Wie das
Immunsystem Viren
unschädlich macht**

Währenddessen ist das Immunsystem bereits aktiv. Durch das Zusammenspiel der Leukozyten (1) werden die Viren (2) als Fremdstoffe (Antigene) erkannt. Ihre Oberflächenstruktur wird analysiert, eine spezifische Immunreaktion eingeleitet. Die Plasmazellen (3) produzieren Antikörper (4) primär vom Typ IgM, deren Andockstellen zur Antigen-Oberfläche passen. Die Antikörper verbinden sich mit den Viren (5) und machen sie dadurch unschädlich.

Allergischer Schnupfen

Beim Erstkontakt mit Pollen oder Tierhaaren reagiert der Körper zunächst unbemerkt wie auf Viren oder Bakterien (siehe Abb. ▶ Seite 17, oben): Das Eindringen der Allergene (1) wird den Lymphozyten (2) gemeldet. Hier erzeugen Plasmazellen (3) jedoch Antikörper der Klasse IgE, die sich nun an der Oberfläche von histaminhaltigen Mastzellen (4) in der Schleimhaut festsetzen. Mastzellen sind Abwehrzellen, die den körpereigenen Botenstoff Histamin eingelagert haben. Sind sie außen mit spezi-

Verschnupft

Ist ein Schnupfen nach einer Woche vorüber, wurde er eher durch Viren verursacht. Halten die typischen Beschwerden jedoch länger an und wechselt ihre Stärke ständig, könnte eine Allergie dahinterstecken.

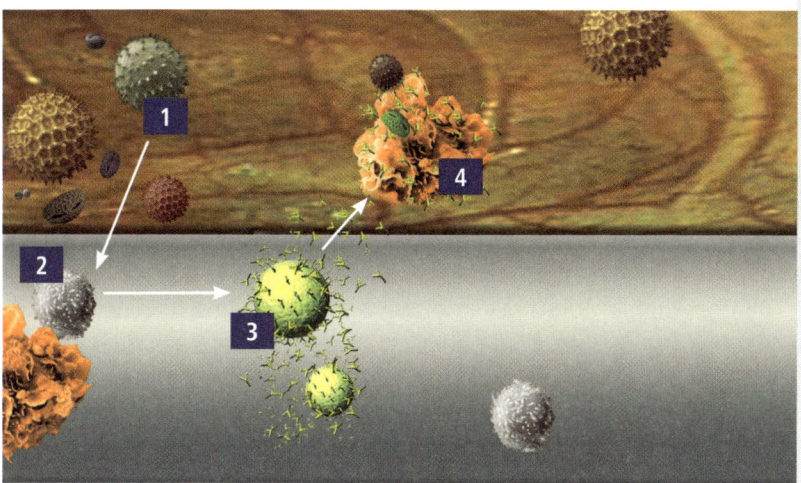

Wie ein allergischer
Schnupfen entsteht

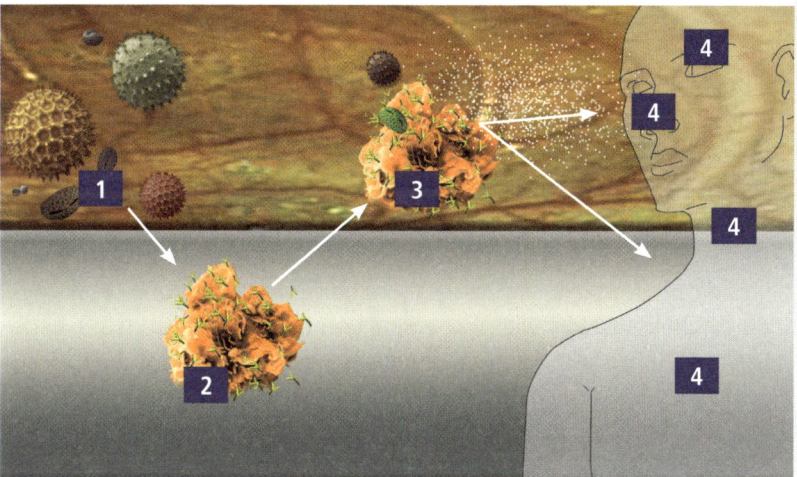

Ablauf einer aller-
gischen Reaktion bei
Kontakt mit Pollen

fischen IgE-Molekülen bespickt, ist der Körper auf den Fremdstoff sensibilisiert. Beim nächsten Kontakt mit den Pollen geht alles blitzschnell (siehe
Abb. ▶ Seite 17, unten): Die Allergene (1) binden an die Antikörper auf
den Mastzellen (2), die Histamin (3) ausschütten. Dieser Botenstoff lässt
die Schleimhäute (4) anschwellen und dünnflüssigen Schleim absondern,
die Augen werden rot und jucken – man leidet an den Symptomen eines
allergischen Schnupfens.

Aufruhr im Immunsystem

Typ I – Soforttyp. Bei über 90 Prozent der Allergien treten die Symptome unmittelbar nach dem Kontakt mit dem Allergen auf. Heuschnupfen oder allergisches Asthma machen sich innerhalb weniger Sekunden bis Minuten bemerkbar. Auslöser sind zumeist Stoffe in der Atemluft wie Pollen, Schimmelpilzsporen oder Staubbestandteile, die von Hausstaubmilben oder Haustieren stammen. Vier bis sechs Stunden nach dem Allergenkontakt kann noch eine zweite Reaktion – meist an den unteren Atemwegen in Form von Asthma – auftreten. Aber auch Allergien auf Insektengifte, Nahrungs- und Arzneimittel sowie das Nesselfieber (Urtikaria) sind typische Beispiele für Soforttyp-Reaktionen. Die schlimmste Form ist der lebensbedrohliche anaphylaktische Schock.

Typ II – Zytotoxischer Typ. Diese seltene Art von allergischen Reaktionen wird nicht durch IgE und Histamin vermittelt, sondern es kommt durch die Bildung von Antigen-Antikörper-Komplexen zur Zerstörung körpereigener Zellen. Erscheinungsformen sind etwa Reaktionen nach einer Bluttransfusion, Autoimmunerkrankungen und manche Arzneimittelreaktionen.

Welche Typen von Allergien es gibt

Typ III – Immunkomplextyp. Auch diese Allergieart ist selten und zeigt sich sechs bis zwölf Stunden nach dem Allergenkontakt. Durch Antigen-Antikörper-Komplexe werden Substanzen freigesetzt, die das Gewebe schädigen. Beispiele sind die allergische Gefäßentzündung (Vaskulitis), die Serumkrankheit (allergische Reaktion auf ein Heilserum z.B. gegen Schlangengift) und die Farmerlunge (lungenentzündungsähnliche Beschwerden, die nach dem Stallausmisten auftreten können).

Typ IV – Spättyp. Insbesondere Kontaktekzeme zählen zu diesem Allergietyp, bei dem die Reaktion sich erst mit bis zu drei Tagen Zeitverzögerung zeigt. Nach dem direkten Kontakt mit dem Auslöser reagiert die Haut mit Rötung, Bläschenbildung und Schuppung. Auch Hautausschläge, die nach der Einnahme von bestimmten Medikamenten entstehen, und Abstoßungsreaktionen nach der Transplantation von Organen gehören zum Spättyp. Nach wiederholtem Antigenkontakt vermehren sich bestimmte T-Lymphozyten, die dann bei erneutem Antigenkontakt Botenstoffe (Zytokine) freisetzen und dadurch andere Abwehrzellen anlocken. Das Ergebnis ist eine Entzündung der Haut, die sich als Ekzem manifestiert.

Der anaphylaktische Schock

Die gefährlichste allergische Sofortreaktion kommt glücklicherweise nur selten vor. Immer jedoch ist rasche ärztliche Behandlung erforderlich. Als anaphylaktischen oder allergischen Schock bezeichnet man die maximale Reaktion des Immunsystems auf eine allergieauslösende Substanz. Nach einer Antigen-Antikörper-Reaktion wird massenhaft Histamin ausgeschüttet. Das hat einen Lawineneffekt zur Folge: Die Blutgefäße erweitern sich, Flüssigkeit lagert sich im Gewebe ein, Ödeme bilden sich, Schleim wird abgesondert. Besonders gefürchtet ist der rasante Blutdruckabfall, der in Sekundenschnelle zu Kreislaufkollaps und Atemstillstand führen kann. Wird der Betroffene nicht umgehend medizinisch versorgt, kann der Tod eintreten.

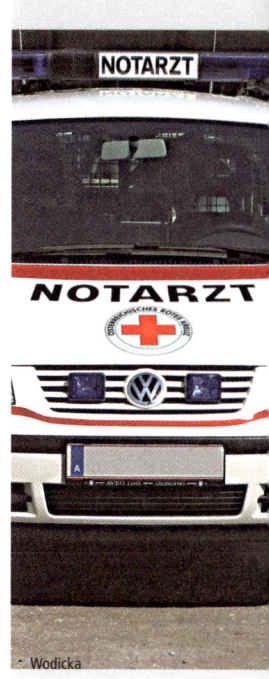

Zu den Auslösern eines anaphylaktischen Schocks zählen Lebensmittel wie Nüsse, Sellerie oder Meeresfrüchte, Medikamente wie bestimmte Antibiotika und Röntgenkontrastmittel sowie vor allem Bienen- und Wespenstiche. Sollten Sie nach einem Insektenstich oder dem Genuss eines bestimmten Lebensmittels Zungenbrennen, Juckreiz, Atemnot, Herzrasen oder Übelkeit verspüren, lassen Sie einen Allergietest durchführen, der die genauen Ursachen für den Zwischenfall abklärt. Ist ein Nahrungsmittel oder Medikament der Auslöser, ist dessen Meidung die beste Vorbeugung gegen eine weitere, dann möglicherweise lebensbedrohliche allergische Reaktion. Patienten mit Insektengiftallergie sollten sich mit einem Notfallset ausstatten (▶ Seite 89).

 Wodicka

Beim anaphylaktischen Schock ist sofortige ärztliche Hilfe nötig

So verhalten Sie sich im Ernstfall:

- Bewahren Sie unbedingt Ruhe, vermeiden Sie jede Art von Panikhandlungen und rufen Sie Hilfe herbei.
- Versuchen Sie, das auslösende Allergen zu erkennen, und verhindern Sie eine weitere Zufuhr (z.B. Essen ausspucken, Insekt entfernen).
- Alarmieren Sie einen Notarzt.
- Nehmen Sie, wenn verfügbar, antiallergische Medikamente (Antihistaminika, Präparate aus dem Notfallset) ein.
- Legen Sie sich auf den Rücken und lagern Sie die Beine hoch.

Pseudoallergien

Wenn etwas watschelt wie eine Ente und aussieht wie eine Ente, muss es noch lange keine Ente sein. Dieser flapsige Spruch trifft das Wesen von Pseudoallergien im Kern: Da leiden Patienten an triefender Nase, verengten Bronchien oder juckender Haut, während der IgE-Gehalt ihres Blutes so niedrig wie bei einem Nichtallergiker ist. Einer Pseudoallergie liegt im Gegensatz zu einer „echten" Allergie keine Antigen-Antikörper-Reaktion zugrunde. Es erfolgt keine Sensibilisierung, vielmehr zeigen die Beschwerden sich schon beim ersten Kontakt mit dem Auslöser. Prinzipiell gilt: Je größer die Menge des verursachenden Stoffes, desto heftiger fallen die Symptome aus.

Nesselsucht, Arzneimittelunverträglichkeiten und die Reaktionen auf Lebensmittelzusatzstoffe sind besonders häufig pseudoallergischer Natur. Wie diese Überreaktionen entstehen, ist noch nicht umfassend geklärt. Fest steht, dass Pseudoallergien sich weder durch Haut- noch durch Bluttests zuverlässig nachweisen lassen. Auch das Aufspüren der auslösenden Substanz gleicht manchmal der sprichwörtlichen Suche nach der Stecknadel im Heuhaufen. Die positive Nachricht: Ist der Verursacher gefunden, hat man durch dessen Meidung die Pseudoallergie im Griff.

Basiswissen kompakt

- Unser Immunsystem dient der Abwehr von schädlichen körperfremden Stoffen und Krankheitserregern wie Viren und Bakterien.
- Allergien beruhen auf einer Fehlreaktion des Immunsystems auf harmlose körperfremde Stoffe wie Pollen oder Tierhaare.
- Beim Erstkontakt mit einem Allergen wird der Körper sensibilisiert. Der Gehalt an bestimmten Antikörpern (Immunglobulin E) ist erhöht.
- Bei allen weiteren Kontakten mit dem Auslöser kommt es zur allergischen Reaktion. Manchmal sind die Symptome lebensbedrohlich (anaphylaktischer Schock).
- Bei Pseudoallergien zeigen sich allergieähnliche Beschwerden, deren Entstehung noch weitestgehend unklar ist.

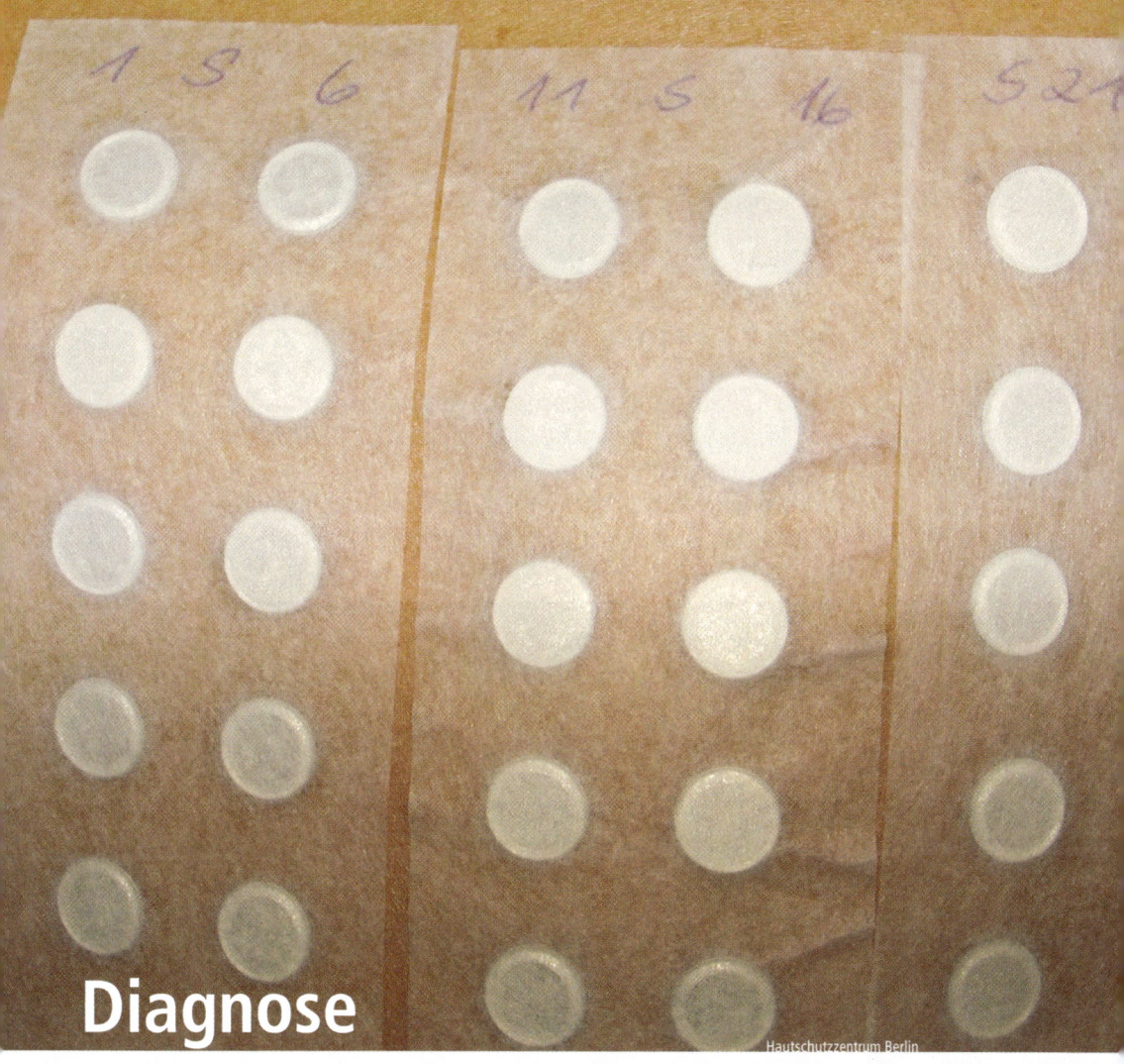

Hautschutzzentrum Berlin

Diagnose

Niesanfälle, Hautausschläge, Juckreiz, Husten können auf eine Allergie hinweisen. Um den Auslöser der Erkrankung zu ermitteln, ist eine gründliche Untersuchung durch einen allergologisch geschulten Facharzt erforderlich.

Eine Allergie erkennen

- Juck- und Niesreiz in der Nase, geschwollene Nasenschleimhaut, verstärkter Schleimfluss
- juckende, gerötete oder tränende Augen
- Engegefühl im Brustkorb, Atemnot, pfeifende oder rasselnde Atemgeräusche, länger andauernder Husten
- gerötete, juckende, entzündete Hautstellen, Hautausschlag mit Quaddeln oder Bläschen
- Magen-Darm-Beschwerden wie Übelkeit, Erbrechen, Durchfall nach dem Genuss von bestimmten Nahrungsmitteln

Bei diesen Beschwerden sollten Sie an eine Allergie denken und zunächst Ihren Hausarzt aufsuchen. Er wird Sie in der Regel zu einem allergologisch geschulten Facharzt oder an ein allergologisches Fachinstitut überweisen, wo eine Austestung erfolgt. Sie nimmt etwa eineinhalb bis zwei Stunden in Anspruch, denn die sorgfältige Allergiediagnostik umfasst üblicherweise drei Stufen (in einigen Fällen kommt als vierte Stufe ein Provokationstest hinzu):

- Erhebung der Krankengeschichte (Anamnese)
- Hauttests
- Laboruntersuchung des Blutes

Anamnese

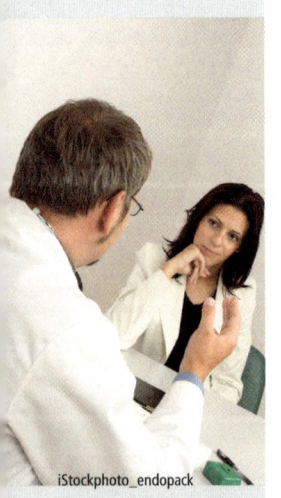

iStockphoto_endopack

Das Arzt-Patienten-Gespräch steht am Beginn der Diagnose

Durch das persönliche Gespräch mit dem Patienten erhält der Arzt wichtige Informationen über Schwere und Verlauf der möglicherweise allergischen Erkrankung. Er will erfahren, wann, wie oft, wie stark und unter welchen Bedingungen bestimmte Beschwerden auftreten und wie lange sie jeweils anhalten. Weiters erkundigt er sich nach den Ergebnissen früherer Allergietests, die Aufschluss über aktuelle kreuzreagierende Auslöser geben können. Sind Sie z.B. bereits seit einiger Zeit auf Baumpollen allergisch, könnte der Verzehr von Kernobst für Ihre momentanen Verdauungsbeschwerden verantwortlich sein.

Auch nach den Risikofaktoren für Sensibilisierungen wird geforscht. Kommen Sie etwa berufsbedingt mit Substanzen in Kontakt, die Hautirritationen hervorrufen können? Welche Haustiere oder Pflanzen gibt es in Ihrem Wohnumfeld? Welche Medikamente nehmen Sie ein? Auch sie können einen Hinweis auf mögliche Allergieauslöser liefern. Geforscht wird auch nach Einflüssen, die die Testergebnisse unter Umständen verfälschen.

Ein wichtiges Thema ist die gesundheitliche Situation der Familie, denn falls bei Ihren Großeltern, Eltern, Geschwistern oder Kindern bereits allergische Erkrankungen aufgetreten sind, steigt auch Ihr eigenes Risiko, eine Allergie zu entwickeln.

Häufig wird Ihnen im Allergieinstitut vorab ein Fragebogen ausgehändigt, manchmal ist er sogar auf der Website des Instituts abrufbar und kann schon zu Hause ausgedruckt und ausgefüllt werden. Nehmen Sie sich jedenfalls ausreichend Zeit für die Antworten. Je präziser sie sind, desto treffsicherer fällt später die Diagnose aus. Sollten Ihre Beschwerden schon länger andauern, wäre das Führen eines Allergietagebuchs die beste Vorbereitung auf den Besuch beim Allergologen.

Monat, Jahr:								
	Beschwerden (x = leicht, xx = mittel, xxx = stark)				Beschwerden traten auf (bei)		Medikamenteneinnahme	
Tag	Augen	Nase	Bronchien	Haut	drinnen/ draußen	Sonne/ Regen	Präparatname	Dosis
1								
2								
3								
4								
5								
...								
29								
30								
31								

Allergietagebuch

Trainieren Sie Ihre Selbstbeobachtung, indem Sie sich folgende Punkte notieren:

- Wann hatten Sie die Beschwerden zum ersten Mal?
- Treten die Symptome das ganze Jahr über oder nur zu bestimmten Jahreszeiten auf? In welchen Monaten?
- Welche Beschwerden haben Sie und wie stark sind sie?
- Leiden Sie draußen in der Natur oder in Innenräumen mehr darunter?
- In welchen Situationen oder bei welchen Tätigkeiten verschlechtert sich Ihr Zustand? Denken Sie an Ernährung, Kosmetik, Kleidungsstücke, Schmuck, Haushaltsarbeiten, Arbeitsplatz, Tierkontakt, Sport, Wetterlage.
- Gibt es Zeiten, in welchen Sie gänzlich beschwerdefrei sind?
- Was haben Sie bisher gegen die Symptome unternommen? Welche Arzneimittel haben Sie in welcher Dosis eingenommen?
- Gab es eine vorübergehende Besserung durch andere Behandlungsverfahren wie Entspannungsmethoden oder Psychotherapie?

Bei jedem Verdacht auf eine allergische Erkrankung müssen auch andere, nichtallergische Ursachen ausgeschlossen werden. Deshalb erfolgt nach der Anamnese auch eine zielgerichtete körperliche Untersuchung. Diese kann die Messung des Blutdrucks, die Bestimmung von Puls und Atemfrequenz, das Abhorchen von Herz und Lunge sowie das Abtasten der Lymphknoten beinhalten. Gibt es Hinweise auf eine Ausweitung der Allergie in die unteren Atemwege, sollte zusätzlich ein Lungenfunktionstest durchgeführt werden.

Wichtigstes Symptom: Juckreiz

Ein sehr wichtiges Symptom für eine Allergie ist der Juckreiz. Schluckt jemand beispielsweise eine Penicillin-Tablette und juckt es ihn hinterher auf den Handflächen, kann das bereits hinweisend auf eine Allergie sein.

Hauttests

Je nachdem, ob Sie an einer Allergie vom Soforttyp leiden oder bei Ihnen eine Spätreaktion aufgetreten ist, kommen unterschiedliche Diagnoseverfahren zur Anwendung. Alle Arten von Hauttests beruhen jedoch auf demselben Prinzip: Man trägt Allergenextrakte auf die Haut auf, lässt sie die Hornschicht durchdringen und in tieferen Hautschichten mit dem Immunsystem reagieren. Bei sensibilisierten Patienten zeigt sich an den jeweiligen Stellen eine Hautreaktion (Rötung, Quaddel oder Ekzem).

Das sollten Sie bei Hauttests beachten

- Damit es nicht zu Infektionen kommt, muss die Haut sauber sein.
- Tragen Sie am Testtag keine Salben, Cremen, Körperlotionen oder andere Kosmetika auf Unterarm und Rücken auf.
- Vermeiden Sie in den Tagen vor der Testung alles, was die Haut reizen könnte (z.B. große Temperaturunterschiede, heiße Wannenbäder, neue Kosmetika, Fruchtsäurepeelings, UV-Bestrahlung).
- Verzichten Sie außerdem auf alle Medikamente, die eine Hautreaktion unterdrücken können. Weil dazu nicht nur Mittel gegen Allergien gehören, sondern auch manche andere Arzneiwirkstoffe, fragen Sie im Zweifelsfall Ihren Arzt. Er sagt Ihnen, welche Medikamente Sie vor einem Allergietest besser absetzen sollten.

Gegenanzeigen für einen Hauttest sind unter anderem die Einnahme bestimmter Medikamente, das Vorliegen eines Ekzems an der betreffenden Hautstelle und eine Hautinfektion. Ebenso dürfen bei Schwangeren, Babys und Schwerkranken keine Hauttests durchgeführt werden. In diesen Fällen untersucht man nur das Blut.

Pricktest. Ein gängiges Verfahren zur Abklärung von Soforttyp-Allergien ist der Stich- oder Pricktest. Er ist harmlos und lässt sich auch bei Kindern problemlos durchführen. Dabei werden an der Innenseite des Unterarmes Tropfen von standardisierten Allergenlösungen aufgetragen. Danach sticht man mit einer kleinen Lanzette oberflächlich in die Haut, ohne eine Blutung hervorzurufen. Die Spezialnadel dringt dabei nur

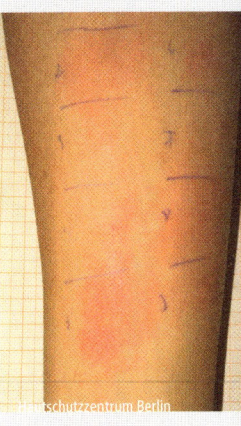

Pricktest

etwa einen Millimeter tief in die Haut ein. Als Kontrolle für die Wirksamkeit des Tests dienen physiologische Kochsalz- und Histaminlösungen. Das Ergebnis lässt sich nach 15 bis 20 Minuten ablesen: Je stärker die Rötung oder je größer die Quaddel, desto deutlicher ist der Hinweis auf eine vorliegende Sensibilisierung. Auf diese Weise ist es möglich, etwa Baum- und Gräserpollen, Schimmelpilze, Hausstaubmilben, Katzen-, Hunde- oder Pferdehaare als Ursache von allergischem Schnupfen oder Asthma auszumachen. Zudem kann der Pricktest über die Auslöser einer Nahrungsmittelallergie oder Medikamentenallergie Aufschluss geben. Meist werden in einer Sitzung 10 bis 20 Allergene getestet.

Prick-to-Prick-Test. Die Abwandlung des normalen Pricktests kommt bei manchen Nahrungsmittelallergenen zum Einsatz, die nicht als wässrige Lösung verwendet werden können. Mit einer dünnen Lanzette wird z.B. ein Apfel angestochen und anschließend damit die Haut am Unterarm eingeritzt. Das Ergebnis ist nach 15 bis 20 Minuten sichtbar. Mit diesem Verfahren können fast alle Nahrungsmittel getestet werden. Ausnahmen sind Nahrungsmittel wie Tomaten, Erdbeeren und Zitrusfrüchte, die unspezifische Hautreizungen auslösen können, und auch Meeresfrüchte oder andere Lebensmittel mit einem hohen Gehalt an biogenen Aminen (z.B. Hartkäse, fermentierter Käse, Sauerkraut).

Reibetest. Der Reibetest ist eine seltener durchgeführte Testmethode. Sie kann auch angewandt werden, wenn der Verdacht auf eine starke Sensibilisierung besteht. Typische Testmaterialien sind Tierhaare, Pflanzen, Nahrungsmittel, Arzneistoffe, Kosmetika und Naturlatex. Die Innenseite des Unterarmes wird mit Alkohol entfettet und dann mit der Substanz zehnmal auf einem zirka drei Zentimeter großen Kreis eingerieben. Bei Patienten mit hochgradiger Sensibilisierung zeigt sich nach 20 Minuten eine Reaktion als Rötung oder Quaddelbildung.

Intrakutantest. Der Intrakutantest ist ein unangenehmes Verfahren und kann außerdem Komplikationen im Sinne von schwereren allergischen Reaktionen (z.B. Auslösung von Asthmaanfällen) nach sich ziehen. Der Test hat jedoch eine höhere Rate an positiven Ergebnissen und ist in der Diagnostik von Medikamentenallergien wichtig, wenn vorangegangene

Allergietests unklare Ergebnisse geliefert haben. Man spritzt dabei die Allergenlösungen mit feinen Kanülen in die Haut und kann auch schwache Sensibilisierungen nachweisen, die ein Pricktest mitunter nicht erfasst.

Epikutantest. Mit dem Pflaster- oder Epikutantest wird geprüft, ob eine Kontaktsensibilisierung (= Allergie vom Spättyp) besteht. Pflaster, die Testsubstanzen wie Nickel, Kobalt, Wollwachs, bestimmte Pflegemittel, Farb- oder Duftstoffe enthalten, werden auf den Rücken des Patienten geklebt und für 48 Stunden auf der Haut belassen. Nach der Abnahme des Pflasters zeigt sich, welcher Stoff ein lokales Kontaktekzem erzeugt hat. Da die Reaktionszeit oft mehrere Tage beträgt, muss in der Regel nach 72 Stunden nochmals abgelesen werden, um Kontaktallergien vom Spättyp nachweisen zu können.

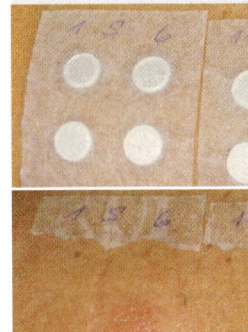

Hautschutzzentrum Berlin

Epikutantest

Während der gesamten Ablesephase darf der Testbereich nicht mit Wasser und Seife in Berührung kommen. Ein Epikutantest ist wegen des sich gegebenenfalls entwickelnden Juckreizes nicht angenehm. Als Ausgleich dafür ersparen sich Patienten mit Verdacht auf eine Kontaktallergie aber unter Umständen einen Nadelstich, denn eine Blutuntersuchung ist bei ihnen nicht immer erforderlich.

Hauttests im Überblick

	Verfahren	Anwendung bei	Risiko
Pricktest	Allergenlösung wird in die Haut eingestochen	Soforttyp-Allergien	gering
Prick-to-Prick-Test	Allergenlösung wird in die Haut eingeritzt	Soforttyp-Allergien	hoch
Reibetest	Haut wird mit dem Allergen eingerieben	Soforttyp-Allergien	gering
Intra-kutantest	Allergenlösung wird in die Haut gespritzt	Soforttyp-Allergien	hoch
Epikutantest	Pflaster werden auf die Haut geklebt	Spättyp-Allergien in Form des Kontakt-ekzems, bei Neurodermitis für Spezialfragen	gering

Hauttests: Anwendung und Risikoprofil

Eine Sonderform des Epikutantests ist der Atopie-Patch-Test. Er eignet sich in Spezialfragen für Patienten, die an Neurodermitis leiden, wenn sich Sensibilisierungen im Pricktest nicht nachweisen lassen oder sich die Frage der Relevanz von multiplen positiven Prick-Testungen stellt. Dabei werden ebenfalls Allergenpflaster mit z.B. Pollen oder Nahrungsmittelextrakten auf die Haut geheftet und das Ergebnis wird nach zwei bis drei Tagen abgelesen.

Laboruntersuchungen

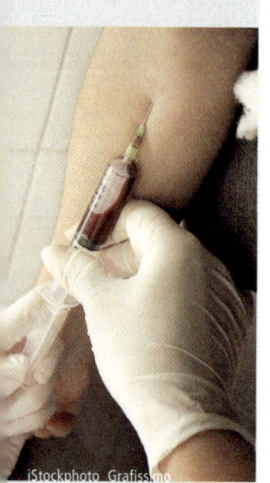

iStockphoto_Grafissimo

**Blutabnahme für
die Untersuchung
auf IgE-Antikörper**

Bei den sogenannten In-vitro-Verfahren (in vitro = im Reagenzglas) werden Körperflüssigkeiten untersucht. In der Allergiediagnostik prüft man das Blut auf Antikörper der Klasse IgE. Zum einen können damit ergänzend zur Anamnese und zum Hauttest wichtige Anhaltspunkte für das Vorliegen einer Allergie gewonnen werden, zum anderen eignen sich Bluttests vor allem für Patienten, bei denen kein Hauttest durchgeführt werden darf. Das sind z.B. Kleinkinder, Personen, die an ausgedehnten Hauterkrankungen leiden, Patienten, bei denen die Gefahr eines anaphylaktischen Schocks besteht oder die eine Einnahme von Medikamenten gegen Allergien nicht unterbrechen dürfen. Überdies bergen Blutuntersuchungen keinerlei Risiken.

Doch kein Vorteil ohne Nachteil: Mit In-vitro-Tests ist zwar die Menge der gebildeten IgE-Antikörper bestimmbar, eine klare Aussage über die Stärke der allergischen Reaktion und die Intensität der zu erwartenden Symptome kann man damit aber nicht treffen. Ermittelt wird zunächst der Gesamtspiegel von IgE-Antikörpern im Blut, der bei Heuschnupfen-, Asthma- und Neurodermitis-Patienten sowie Nahrungsmittelallergikern häufig erhöht ist. Allerdings kann das auch bei einigen nichtallergischen Erkrankungen der Fall sein, beispielsweise bei Wurmbefall, angeborenen Immundefekten oder Hautentzündungen. Der Gesamt-IgE-Wert ist also nur von orientierender Bedeutung.

Als Standardmethode der Blutuntersuchung auf spezifisches Immunglobulin E gilt der RAST (Radio-Allergo-Sorbent-Test), der oft auch CAP-Test (Carrier-Polymer-System) genannt wird. Er liefert Hinweise auf bestimmte Stoffe wie Birkenpollen oder Milcheiweiß. Mittlerweile gibt es

Tests für mehrere Hundert verschiedene Allergene. Doch nicht bei jeder Allergie ist auch spezifisches IgE nachweisbar. Außerdem bedeutet das Vorhandensein von Antikörpern etwa gegen Birkenpollen lediglich, dass eine Sensibilisierung darauf besteht. Ob diese Empfindlichkeit aber eine Rolle in Ihrem täglichen Leben spielt, ist damit nicht gesagt. Somit dienen Bluttests in der Allergiediagnostik nur der näheren Abklärung und ersetzen weder die Haut- oder Provokationstests noch das Gespräch mit dem Allergologen.

Ein weiteres Manko sind die hohen Kosten dieser Verfahren. Deshalb setzen Ärzte sie in der Regel nur gezielt ein, nachdem sie im Rahmen der Anamnese gewisse Allergene ausgewählt haben. Die gesetzlichen Krankenkassen übernehmen pro Quartal die Kosten von 6 bis 10 Allergenen im Bluttest.

Blutabnahme bei Kindern

Besonders bei jüngeren Kindern kann eine Blutabnahme zur Nervenzerreißprobe werden. So nehmen Sie Ihren Kleinen die Angst davor:

- Erklären Sie Ihrem Kind den Sinn des Allergietests altersgerecht. („Damit finden wir heraus, warum deine Haut so schrecklich juckt. Dann kann man dir besser helfen.")
- Auch die Vorstellung, dass für eine Testung nur zirka 50 Mikroliter Blut benötigt werden, kann zur Beruhigung beitragen. („Du schenkst der Krankenschwester ein paar Tropfen.")
- In Apotheken erhalten Sie lokale Betäubungsmittel, die das Empfinden der Haut für drei bis sechs Stunden dämpfen. Mit dem Auftragen der Creme und dem Anheften des mitgelieferten Pflasters etwa 60 bis 90 Minuten vor der Blutabnahme können Nadelstiche annähernd schmerzfrei verlaufen. („Jetzt tragen wir die Zaubersalbe auf, dann merkst du es kaum.")
- Setzen Sie sich bei der Blutabnahme neben Ihr Kind, legen Sie die Arme sanft um seinen Körper und fordern Sie es auf, den Kopf zu Ihnen zu drehen. Je besser es Ihnen gelingt, die Aufmerksamkeit Ihres Sprösslings vom tatsächlichen Geschehen abzulenken, desto rascher und einfacher ist alles vorüber.

Wenn dann noch die Tapferkeit mit einer Kleinigkeit belohnt wird, überwiegt vermutlich freudiger Stolz. Glückwunsch, es ist Ihnen gelungen, eine ursprünglich bedrohliche Situation in eine positive Erfahrung zu verwandeln. Und der nächste Allergietest Ihres Kindes wird sich höchstwahrscheinlich problemlos gestalten.

Molekulare Allergiediagnostik (Komponentendiagnostik)

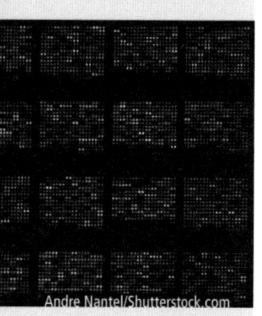

Allergiechip – ein umfassendes Sensibilisierungsprofil auf einem Biochip, so groß wie ein Fingernagel

Perfekt wäre es, könnte man mit einer einfachen Messung in kürzester Zeit äußerst schonend für den Patienten ein umfassendes persönliches Allergieprofil erstellen, und zwar noch bevor sich erste Symptome zeigen. Zukunftsmusik, denken Sie? Keineswegs! Mit der neuesten Allergie-Chip-Diagnostik (Microarrays, MacroArray®, ISAC® etc.), an deren Entwicklung auch Forscher der Medizinischen Universität Wien maßgeblich beteiligt waren, können mit nur einem einzigen Blutstropfen Sensibilisierungen auf mehrere Hundert Allergene bestimmt werden. Vor allem für Kinder liegen die Vorzüge dieser Biochip-Verfahren auf der Hand: Ein kleiner Stich in den Finger kann reichen, es müssen keine größeren Mengen Blut abgenommen werden, und man gewinnt einen Überblick über eine Vielfalt von möglichen Allergenen. Die Interpretation obliegt jedoch einem erfahrenen Allergologen. Um die Relevanz der Ergebnisse beurteilen zu können, bedarf es dann oftmals noch weiterer Maßnahmen wie Allergietagebuch oder Provokationstestungen.

In der Diagnosepraxis liegt der wesentliche Unterschied zu den klassischen Bluttests in den verwendeten Substanzen. Im einfachen In-vitro-Verfahren kommen in der Regel wässrige Extrakte von natürlichen Allergenen zum Einsatz, die aus Mischungen verschiedener Bestandteile (meist Proteine) bestehen. So kann man etwa feststellen, dass Herr Müller auf Erdnuss sensibilisiert ist.

Im Gegensatz dazu arbeiten molekulare Diagnoseverfahren mit Einzelproteinen, sogenannten Allergenkomponenten. Damit lässt sich genau bestimmen, gegen welches von z.B. sechs getesteten Erdnussproteinen Herrn Müllers Immunsystem IgE-Antikörper gebildet hat. Dank dieser präzisen Auskunft kann ein erfahrener Allergologe beispielsweise das Risiko für schwere Reaktionen besser einschätzen und den Patienten zielgerichtet bezüglich seiner Nahrungsmittelauswahl beraten.

Darüber hinaus kann man mit der Komponentendiagnostik unterscheiden, ob es sich um eine primäre Allergie oder eine Kreuzallergie handelt. So sind etwa viele Patienten gegen Birkenpollen und Äpfel allergisch, weil sich die Allergene ähneln. Wesentlich seltener, aber bedrohlicher ist eine Sensibilisierung nur auf das Nahrungsmittel. In diesem Fall ist auch mit schweren anaphylaktischen Reaktionen zu rechnen.

Zusammenfassend lässt sich sagen, dass mithilfe der molekularen Allergie-Chip-Diagnostik ein detailliertes Sensibilisierungsprofil erstellt und selbst für Patienten mit Mehrfachallergien eine bessere Auswahl der Präparate für eine spezifische Immuntherapie getroffen werden kann. Wegen der aufwendigen Analyse und Interpretation kosten die Tests allerdings zwischen 200 und 300 Euro, die von den gesetzlichen Krankenkassen derzeit nicht übernommen werden. Fragen Sie daher Ihren behandelnden Arzt, ob ein Allergie-Chip-Test sinnvoll für Sie ist.

Provokationstests

In Einzelfällen kann man das krankmachende Allergen nur mit Provokationstests aufspüren. Auch nichtallergische Überempfindlichkeitsreaktionen (siehe Pseudoallergien, ▶ Seite 20), die durch Haut- und Bluttests nicht nachweisbar sind, lassen sich durch eine absichtliche Konfrontation mit den Auslösern belegen. Je nach Krankheitsbild werden die Allergene auf die Schleimhäute von Augen oder Nase aufgebracht, inhaliert, gespritzt oder geschluckt. Bei Verdacht auf Nahrungsmittelunverträglichkeit ist es außerdem möglich, im Rahmen einer Koloskopie („Darmspiegelung") Allergenlösungen direkt in die Darmschleimhaut einzubringen. Anschließend beobachtet man, wie sich bestimmte Allergene auf das jeweilige Organ auswirken. Dabei handelt es sich um eine Methodik, die den „Goldstandard" der Allergiediagnostik darstellt. Der Test kann zur Abklärung von Nahrungsmittel-, Pollen-, Insektengift- und Medikamentenallergien sowie für wissenschaftliche Fragestellungen eingesetzt werden.

Jedoch sind alle Provokationstests eine Belastung für den Organismus und bergen Gefahren. Sie dürfen nicht durchgeführt werden, wenn die Testperson an akuten Beschwerden leidet (z.B. Entzündung der Neben-

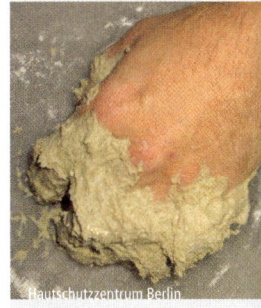

Hautschutzzentrum Berlin

Provokationstest: Belastungsprobe für Bäcker. Ist Überempfindlichkeit gegen Mehle die Ursache für das Handekzem?

höhlen). Überdies ist nicht ganz genau vorhersehbar, wie stark ein Patient auf den geschluckten, eingeatmeten oder gespritzten Stoff reagiert. Im schlimmsten Fall können starke Reaktionen bis hin zu einem lebensbedrohlichen anaphylaktischen Schock auftreten. Aus diesen Gründen sollten Provokationstests nur in Spezialinstituten oder Krankenhäusern und immer unter der Aufsicht eines erfahrenen Arztes stattfinden, der im Notfall sofort eingreifen kann. Es ist unerlässlich, dass erforderliche Gegenmittel und Apparate bereitstehen. Auch können Provokationstests manchmal falsch negative Ergebnisse liefern, vor allem wenn ein Zusammenspiel mehrerer Faktoren als Auslöser von allergischen Symptomen notwendig ist.

Insgesamt betrachtet, gibt es kein hundertprozentig verlässliches Testverfahren zur Abklärung von Allergien. So ist und bleibt die Interpretation der Testergebnisse der schwierigste Teil und verlangt vom Arzt großes Fachwissen.

Allergie-Suchdiät

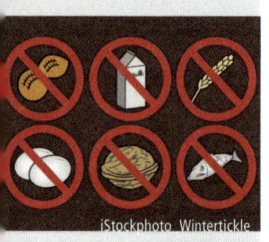
iStockphoto_Wintertickle

Viele Lebensmittel können Allergien auslösen

Allergien gegen Nahrungsmittel spielen vor allem im Säuglings- und Kleinkindalter eine große Rolle. Bei Kindern überwiegen Kuhmilch, Hühnerei, Weizen, Soja, Erdnuss und Baumnüsse als Auslöser. Bei Erwachsenen bereiten hingegen – vor allem durch Kreuzallergien bedingt – Nahrungsmittel pflanzlichen Ursprungs wie Früchte, Gemüse, Erdnuss und Baumnüsse Probleme. Die Diagnose einer Nahrungsmittelallergie bzw. -pseudoallergie kann nur durch einen erfahrenen Allergologen gestellt werden. Treten durch die klassischen Tests die Verursacher nicht zutage, kann eine Allergie-Suchdiät zur Diagnosefindung hilfreich sein.

Da eine solche Diät aber einer Radikalfahndung nach unverträglichen Lebensmitteln gleichkommt, sollte sie nur für begrenzte Zeit unter ärztlicher Überwachung durchgeführt werden. Dabei streicht man zunächst sämtliche möglichen Nahrungsallergene vom Speiseplan (Eliminationsphase). In der Praxis heißt das: Sie essen bis zu eine Woche lang ausschließlich Kartoffeln und Reis, sonst nichts. Melden Sie hier bereits an den Arzt zurück, ob und wie die Beschwerden sich verbessert haben. Je nachdem kann dann eine zweite Phase angeschlossen werden, die sogenannte Provokationsphase: Stufe für Stufe kommen bestimmte Lebensmittel dazu, wobei jede Stufe mehrere Tage in Anspruch nimmt. Die Zusammenstellung und Reihenfolge der Lebensmittel sollte individuell festgelegt werden. Eine Suchdiät kann beispielsweise wie folgt zusammengestellt sein:

- **1. Stufe.** Kartoffeln und Reis, Milchprodukte.
- **2. Stufe.** Wenn es vertragen wurde, + Brot ohne Zusatz.
- **3. Stufe.** Alles, was vertragen wurde, + Butter, Ei und Geflügel.
- **4. Stufe.** Alles, was vertragen wurde, + Kochschinken, Lammfleisch, Kalbs- und Rinderbraten gesalzen und gewürzt.
- **5. Stufe.** Alles, was vertragen wurde, + ausgewählte Gemüsesorten (zuerst gekocht, später auch roh), verschiedene Salatsorten nur mit Essig, Salz und Zucker.
- **6. Stufe.** Alles, was vertragen wurde, + ausgewählte Obstsorten.
- **7. Stufe.** Alles, was vertragen wurde, + ausgewählte Fischsorten.

Allergie-Suchdiät nur unter ärztlicher Überwachung durchführen

Sollten in einer Stufe Beschwerden auftreten, muss der Patient sich erneut zwei bis drei Tage lang ausschließlich von Kartoffeln und Reis ernähren. Wer die Strapazen auf sich nimmt und sich genau an den Diätplan hält, hat gewisse Aussichten, schuldige Nahrungsmittel zu finden. Werden diese dann gemieden, kann das eine Verbesserung der Beschwerden mit sich bringen. Die Trefferquote ist allerdings, je nach Fragestellung und Problem, recht unterschiedlich hoch. Als Dauertherapie eignet sich eine Eliminationsdiät nicht, da sie langfristig eine Mangelernährung bewirken kann.

Tagebuch führen

Erleichtern Sie sich die Kontrolle, indem Sie während der Suchdiät ein Ernährungstagebuch führen. Darin notieren Sie alle Nahrungsmittel und Getränke, die Sie zu sich nehmen. Eine Unverträglichkeitsreaktion beruht höchstwahrscheinlich auf einem Lebensmittel, das sie am gleichen Tag oder am Tag zuvor erstmals während der Diät gegessen haben.

Ungeeignete Diagnoseverfahren

In ihrem Leid greifen Menschen häufig zu irrationalen Mitteln: Einige lassen ihre Warzen von Wunderheilern besprechen, manche trinken zur Abhärtung den eigenen Urin, andere wenden sich bei allergischen Beschwerden vertrauensvoll an Vertreter der Esoterik. Es mag aus Unzufriedenheit mit der High-Tech-Medizin geschehen, mit der Arroganz mancher Ärzte zusammenhängen oder aus der mangelnden Zuwendung resultieren, die viele Patienten im Medizinbetrieb erfahren. Fest steht: Nur „echte" Allergietests wie die bisher beschriebenen liefern aussagekräftige Ergebnisse, gegen welche Substanzen jemand allergisch ist.

Von alternativdiagnostischen Tests wie Bioresonanz, Kinesiologie und Haaranalyse raten wir daher dezidiert ab. Weder für die Techniken selbst noch für die Richtigkeit ihrer Ergebnisse gibt es wissenschaftliche Belege.

Gleichfalls abzuraten ist von Tests, bei denen die IgG4-Antikörper bestimmt werden. Methodisch können die dabei erhobenen Messdaten zwar korrekt sein, sie werden aber häufig fälschlich als Intoleranz interpretiert. Weil es solchen Tests an Aussagekraft mangelt, kommt es dadurch zu vielen falschen Diagnosen und in der Folge zu meist unnötigen Diäten.

Finger weg heißt es ebenso bei Tests auf Nahrungsmittelallergien oder -unverträglichkeiten, die man im Internet kaufen kann. Wie ein Verbrauchertest in KONSUMENT 12/2017 gezeigt hat, lieferte kein einziges der zehn untersuchten Produkte richtige Ergebnisse. Teils wurden Unverträglichkeiten diagnostiziert, obwohl die betreffenden Personen gar keine Probleme beim Verzehr dieser Lebensmittel hatten, teils aber auch real vorhandene Unverträglichkeiten nicht erkannt. In einem Fall wurde etwa eine bei Erwachsenen sehr seltene, schwere Milchallergie nicht angezeigt. Hätte sich die Testperson auf das Ergebnis verlassen und weiterhin Milchprodukte konsumiert, so hätte sie einen lebensbedrohlichen anaphylaktischen Schock erleiden können. Selbst wenn solche in Eigenregie durchgeführten Tests keine derart haarsträubenden Ergebnisse liefern würden, könnten medizinische Laien kaum etwas damit anfangen. Denn auch der seriöseste Allergietest hilft Ihnen nicht weiter, wenn Sie niemanden haben, der Ihnen die Bedeutung erklärt. Patienten mit Nahrungsmittelallergien oder -unverträglichkeiten bleibt also nur der Gang zum allergologisch geschulten Facharzt und zum allergologisch geschulten Diätologen, der anschließend ein passendes Diagnose- und gegebenenfalls Diätprogramm erstellt und begleitet.

Allergische Erkrankungen

Egal ob sich alle Jahre wieder das große Niesen einstellt oder der Jeansknopf eine juckende, nässende Rötung am Bauch hervorruft – in den meisten Fällen entwickeln Allergien sich an den Grenzflächen des Körpers, denn Stoffe aus der Umwelt treten als Erstes mit der Haut und den Schleimhäuten in Kontakt. Je nach Auslöser und betroffenem Organ können die Beschwerden sich sehr unterschiedlich äußern.

Allergischer Schnupfen

Der Heuschnupfen gehört zu den häufigsten Krankheiten der Atemwege. Er tritt in der Pollenflugsaison auf und beginnt meist mit einem leichten Kribbeln in Nase, Mund, Rachen oder Augen. Im weiteren Verlauf nimmt der Juckreiz zu, die Schleimhaut schwillt an, die Nase läuft und viele Patienten bekommen heftige Niesanfälle.

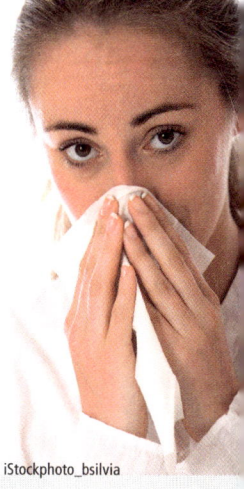

iStockphoto_bsilvia

Noch größer ist die Beeinträchtigung, wenn der Schnupfen nicht nur zu bestimmten Zeiten auftritt, sondern ständig besteht: Die Nasenatmung ist chronisch behindert, die Nebenhöhlen schmerzen, etliche Patienten klagen über ein Druckgefühl in Kopf- und Stirnbereich. Zusätzlich kann es zu Niesattacken und den anderen genannten Symptomen eines Heuschnupfens kommen, die Stimme wird heiser und Geruchs- und Geschmacksempfinden lassen nach. Bei schwereren Verlaufsformen (Heufieber) können die Symptome einer Grippe ähnlich sein. Auslöser eines solchen Dauerschnupfens ist häufig eine Allergie auf Hausstaubmilben, Schimmelsporen oder Tierhaare.

Es gibt auch Mischformen zwischen Heu- und Dauerschnupfen, die Betroffenen leiden dann gleichzeitig an beiden. Darüber hinaus können sie später noch Asthma oder auch ein atopisches Ekzem entwickeln. Die erblich bedingte Veranlagung spielt beim allergischen Schnupfen eine große Rolle.

Allergisches Asthma

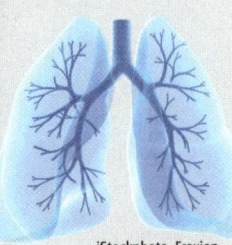

**Der Bronchialbaum –
feine Verästelungen
der Atemwege
in der Lunge**

Unter Asthma versteht man eine chronische und in akuten Anfällen auftretende Erkrankung der unteren Atemwege. Nach Reizung der Bronchien kommt es zur Verkrampfung und Entzündung. Die Schleimhäute schwellen an, zäher Schleim verlegt die Atemwege und die Bronchien verengen sich. Die Folgen sind Husten, Atemnot und herabgesetzte Leistungsfähigkeit. Werden die Bronchien durch bestimmte Stoffe in der Atemluft stark gereizt, kommt es unter Umständen zu einem lebensbedrohlichen Erstickungsanfall.

Meistens sind die Ursachen von Asthma verschiedenste Allergene. Die Krankheit kann aber auch durch Infektionen hervorgerufen werden. Akute Anfälle können außerdem auf Autoabgase, Tabakrauch, ätherische Öle, Nebel, Kälte sowie andere chemische und physikalische Reize zurückzuführen sein. Selbst geringe körperliche Anstrengungen wie Lachen oder Weinen und seelische Belastungen zählen zu weiteren auslösenden Faktoren.

Asthma ist eine der häufigsten chronischen Erkrankungen und betrifft in den westlichen Industrieländern etwa 5 bis 10 Prozent der Erwachsenen und 10 bis 15 Prozent der Kinder. Während die Zahl der Erkrankten stetig ansteigt, geht die Zahl derjenigen, die an Asthma sterben, leicht zurück. Die Erkrankung ist gut behandelbar, aber viele Betroffene müssen sich auf lebenslange Therapiemaßnahmen einrichten.

Allergische Hauterkrankungen

Im Folgenden finden Sie eine Übersicht, welche allergischen Reaktionen sich auf der Haut zeigen können.

Kontaktekzem (Kontaktdermatitis)

Es zeigen sich zunächst gerötete, geschwollene Hautareale, meist verbunden mit Juckreiz und Bläschenbildung. Später platzen, nässen und verkrusten die Bläschen. Wenn sich die Entzündung bessert, schuppt die Haut, in chronischen Fällen verdickt sich die oberste Hautschicht.

Zwischen dem oftmals unproblematischen Erstkontakt und der erneuten Berührung, die dann das Ekzem hervorruft, liegt ein Zeitraum von einigen Tagen bis mehreren Jahren. So kann es geschehen, dass man plötzlich auf eine Substanz allergisch reagiert, die man zuvor problemlos vertragen hat.

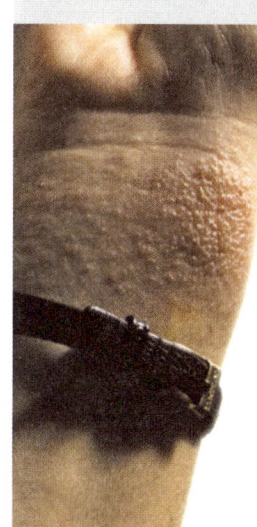

Personen mit erblicher Veranlagung oder Menschen, die berufsbedingt ständig in Kontakt mit allergenen Stoffen kommen (z.B. Bauarbeiter, Friseure, Gärtner), haben ein höheres Erkrankungsrisiko. Die Suche nach der Ursache gestaltet sich oft schwierig, denn oftmals kommen viele Substanzen als Auslöser in Frage. Selten können die auslösenden Substanzen auch erst im Zusammenwirken z.B. mit Sonnenlicht zur Allergie führen. Wenden Sie sich zur sorgfältigen Diagnose an einen Hautfacharzt, denn neben Allergietests müssen auch Untersuchungen zum Ausschluss von Pilzinfektionen oder anderen Hauterkrankungen, die Kontaktekzemen ähneln, durchgeführt werden.

Nesselfieber (Nesselsucht, Urtikaria)

Juckende, blassrote bis rote Erhebungen, die wie Mückenstiche aussehen, sind die ersten Anzeichen eines Nesselausschlags. Schnell werden daraus größere, geschwollene, stark juckende Hautausbuchtungen, die sogenannten Quaddeln. Manchmal können ganze Körperteile wie Gesicht, Hals, Gelenke, Hände oder Füße anschwellen. Derartige Hautreaktionen können im Rahmen von allergischen Reaktionen gegen Medikamente (z.B. Schmerzmittel), Nahrungsmittel, Insektenstiche oder auch durch Hautkontakt mit Tierhaaren oder Pflanzen vorkommen.

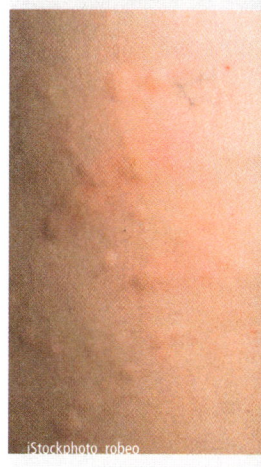

Eine Urtikaria kann aber auch ohne allergische Ursachen als isolierte Überreaktion des Immunsystems auftreten, wobei die Ursachen noch nicht komplett geklärt sind. Häufige Auslöser hierfür sind Infekte oder Erkrankungen der Schilddrüse.

Nesselfieber ist eine mitunter sehr unangenehme und belastende Erkrankung, die allerdings nur in den seltensten Fällen lebensbedrohlich ist. Die Beschwerden einer Urtikaria sind im Regelfall mit einer entsprechenden Therapie gut unter Kontrolle zu halten. Begeben Sie sich auf jeden Fall bei einem Hautarzt in Behandlung.

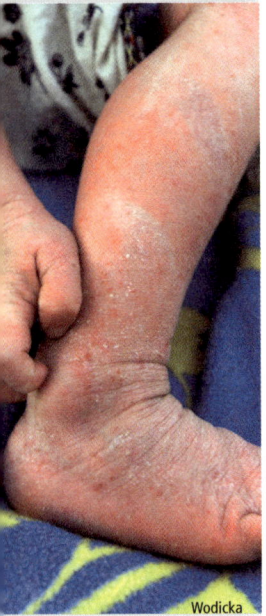

Atopische Dermatitis (Neurodermitis)

Eine atopische Dermatitis ist eine heterogene Erkrankung, bei der viele verschiedene Faktoren eine Rolle spielen. Eine genetische Veranlagung zur trockenen Haut, Umweltfaktoren wie Wohnort, Rauchen oder Haustierkontakt, Hautpflege, Allergien und psychische Stressfaktoren können eine Rolle spielen.

Die Erkrankung beginnt meist schon im Säuglingsalter. Bereits in den ersten drei Lebensmonaten kann ein Kopfgneis oder ein Milchschorf im Gesicht auftreten, wobei die Haut kaum juckt, jedoch gerötet und mit kleinsten Bläschen übersät ist und nässt. Ist das Kind dem Gitterbett entwachsen, bilden sich juckende, zum Teil auch noch nässende, entzündete Stellen vor allem in Hautfalten wie hinter den Ohren, unter den Armen, an den Fußgelenken, in den Kniekehlen und Ellenbeugen. Der Juckreiz ist oft unerträglich stark, sodass die betroffenen Stellen blutig aufgekratzt und zusätzliche Infektionen begünstigt werden. Auch bei Erwachsenen kann die Krankheit chronisch verlaufen, die betroffenen Hautstellen nässen aber meist nicht. Hier stehen dann trockene, rissige und schuppende Ekzeme im Vordergrund.

Bei Patienten mit atopischem Ekzem ist oftmals eine sogenannte multiprofessionelle Therapie nötig, bei der Kinderarzt, Hautfacharzt und gegebenenfalls Allergologe und Diätologe zusammenarbeiten.

Mastozytose

Die Mastozytose ist eine seltene Krankheit, bei der in der Haut oder in inneren Organen vermehrt Mastzellen vorkommen. Bei betroffenen Personen zeigen sich dabei oft rötlich braune Pigmentflecken auf der Haut, die bereits bei unspezifischen Reizen wie z.B. Reibung an der Haut Histamin freisetzen und unangenehme Symptome verursachen können. Anders als bei Kindern können bei Erwachsenen auch innere Organe betroffen sein. Die Patienten leiden dann etwa unter Durchfällen. Weil die Freisetzung von Histamin bei dieser Erkrankung nicht durch IgE-Antikörper vermittelt wird, muss die Diagnose durch eine Entnahme von Gewebe (Biopsie) erfolgen. Auch der Nachweis von Tryptase, einem Gewebshormon, im Blut hat sich als sehr hilfreich erwiesen. Wenn bei diesen Patienten zusätzlich auch noch Allergien auftreten, können allergische Reaktionen wegen der vielen Mastzellen sehr schwer und sogar tödlich verlaufen. Das Wissen um die Krankheit und ihre Erkennung sind daher für Patienten und Ärzte sehr wichtig.

Nahrungsmittelallergien

Im Gegensatz zur Nahrungsmittelunverträglichkeit, die alle unerwünschten Reaktionen nach dem Verzehr von Lebensmitteln zusammenfasst, ist die Nahrungsmittelallergie durch eine Bildung von IgE-Antikörpern im Blut nachweisbar. Hier kann man heutzutage mit moderner Diagnostik direkte Nahrungsmittelsensibilisierungen von pollenassoziierten kreuzallergenen Nahrungsmittelsensibilisierungen unterscheiden.

Allergisch auf Lebensmittel

Das Spektrum der Symptome ist sehr weit. Es reicht von Juckreiz oder Schwellungen in Mund und Hals über Schnupfen und Atemnot bis hin zu Nesselausschlägen. Auch Magen-Darm-Krämpfe, Erbrechen, Durchfall und anaphylaktische Schockzustände sind möglich.

Die meisten Nahrungsmittelallergien zählen zum Soforttyp, bei dem die Beschwerden sich innerhalb weniger Minuten zeigen. Seltener treten Spätreaktionen nach 4 bis 6 Stunden auf, wie z.B. bei der Allergie gegen rotes Fleisch. Reaktionen nach 24 bis 48 Stunden sind eher Nahrungsmittelintoleranzen zuzuordnen, es handelt sich meist nicht um echte Nahrungsmittelallergien. Allerdings kann es bei Patienten mit atopischer Dermatitis nach einigen Tagen verzögert zu einer Verschlechterung des Hautzustandes kommen. Zur umfassenden Diagnostik einer Nahrungsmittelallergie sollten Sie nicht nur einen Allergologen aufsuchen, sondern sich auch von einem Gastroenterologen (= Spezialist für Magen-Darm-Erkrankungen) untersuchen lassen.

Arzneimittelunverträglichkeiten

Schätzungen zufolge zeigt sich bei rund einem Viertel aller Erwachsenen irgendwann im Leben eine Unverträglichkeitsreaktion auf ein Arzneimittel. Zum Glück sind solche unerwünschten Wirkungen nur selten allergisch bedingt. In 8 von 10 Fällen verursachen Anwendungsfehler bzw. Neben- oder Wechselwirkungen die Beschwerden. Sollte aber tatsächlich eine Allergie oder Intoleranz dahinterstecken, sind durchaus ernste Konsequenzen möglich.

Grundsätzlich kann jedes Präparat eine allergische Reaktion hervorrufen. Zu den häufigsten Auslösern gehören Schmerzmittel, Antibiotika, Mittel gegen Bluthochdruck, Betäubungs- und Röntgenkontrastmittel (▶ Seite 96).

Bei allergischen Arzneimittelunverträglichkeiten ist zumeist die Haut betroffen, denn in den häufigsten Fällen kommt es zu juckenden Ausschlägen, roten Flecken oder sogar zu Bläschenbildung bis hin zur großflächigen Hautablösung. Arzneimittelallergiker können aber auch mit Asthmaanfällen reagieren, und bei ausgeprägten Soforttyp-Allergien kann es sogar zu einem anaphylaktischen Schock kommen. Wegen ihrer Komplexität werden Medikamentenallergien meist nur in spezialisierten Allergiezentren eingehend diagnostiziert.

Allergien auf Insektenstiche

Im Jahresdurchschnitt sterben in Österreich vier Menschen an einer plötzlichen, starken Überreaktion des Immunsystems nach einem Bienen- oder Wespenstich. Die Dunkelziffer dürfte jedoch wesentlich höher sein.

Während bei Nichtallergikern Insektenstiche nur lästige Hautreaktionen hervorrufen, zeigen sich bei Sensibilisierten häufig Symptome in anderen Körperregionen: Wenn unmittelbar nach dem Stich ein Nesselausschlag oder ein Asthmaanfall auftritt, ist größte Vorsicht geboten. Auch Juckreiz an einer vom Stich weit entfernten Stelle, Erbrechen oder Durchfall sind Alarmzeichen. Rufen Sie in solchen Fällen sofort den Notarzt, denn die Symptome können schnell lebensbedrohlich werden.

Nicht gefährlich sind gesteigerte örtliche Reaktionen der Haut, die sich langsam, z.B. über mehrere Stunden, ausbilden. Trotzdem sollten Sie, wenn die Schwellung um den Insektenstich stärker ausgeprägt ist, zur weiteren Behandlung einen Arzt aufsuchen. Konsultieren Sie nach einer schweren Reaktion auf einen Bienen- oder Wespenstich jedoch

Insektenstiche können lebensbedrohlich sein

unbedingt einen allergologisch geschulten Arzt. Er wird eine genaue Diagnose veranlassen und Sie über Therapiemaßnahmen wie z.B. die Anwendung eines Notfallsets oder spezifischer Immuntherapien zur Vorbeugung gegen schwere Reaktionen beraten (siehe Insektengifte, ► Seite 89).

Diagnose kompakt

- Die Allergiediagnose besteht typischerweise aus den drei Säulen Anamnese (= Erhebung der Krankengeschichte), Hauttest und Blutuntersuchung.
- Der Pricktest ist das gängigste Verfahren der Hauttestung für Soforttyp-Allergien. Dabei werden standardisierte Allergenlösungen mit einer kleinen Lanzette oberflächlich in die Haut eingebracht.
- Allergien vom Spättyp weist man mit dem Epikutantest nach. Pflaster mit den Testsubstanzen erzeugen bei positiver Reaktion lokale Kontaktekzeme.
- Beim Bluttest wird die Menge der gebildeten IgE-Antikörper bestimmt.
- Mithilfe der molekularen Allergiediagnostik, auch Microarray, Biochip oder Allergie-Chip-Test genannt, wird aus nur einem Blutstropfen ein umfassendes persönliches Sensibilisierungsprofil erstellt.

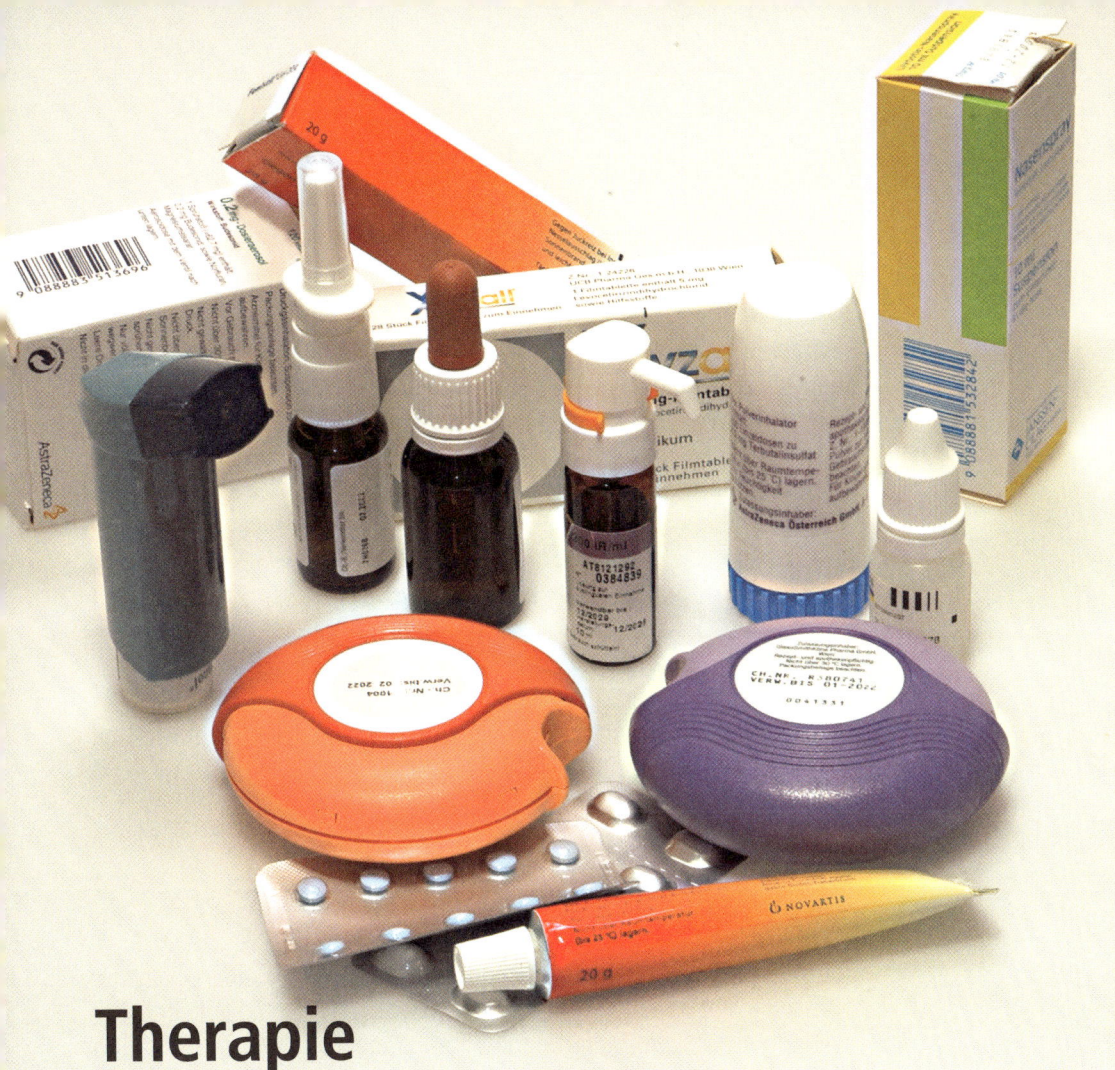

Therapie

Eine erfolgreiche Behandlung einer Allergie beruht auf drei
Säulen: Auslöser meiden, Symptome lindern und Ursachen
bekämpfen. Welche Medikamente gegen Allergien wirken,
wann eine allergenspezifische Immuntherapie Sinn macht
und was sonst noch gegen die Beschwerden hilft.

Allergenkontakt vermeiden

Eigentlich wäre es ja ganz einfach: Geht man den auslösenden Stoffen aus dem Weg, dann vermeidet man damit das Auftreten von allergischen Beschwerden. Beispielsweise hat es ein auf Haselnüsse oder Erdbeeren Allergischer vergleichsweise leicht, er kann das entsprechende Nahrungsmittel von seinem Speiseplan streichen. Symptome entwickelnde Kaninchen- oder Katzenliebhaber müssen sich gegebenenfalls von ihrem Haustier trennen. Pollenallergiker aber haben es schwerer, denn um dem krankmachenden Blütenstaub vollständig zu entgehen, wäre in der Blütezeit ein wochenlanger Aufenthalt im Hochgebirge oder am Meer nötig. Für die meisten aber ist das schlichtweg nicht machbar. Und für einen auf Hausstaubmilben Reagierenden gleicht die sogenannte Allergenkarenz überhaupt dem Versuch des Unmöglichen, denn die Auslöser sind allgegenwärtig. Welche Maßnahmen dennoch sinnvoll sind, um den Kontakt mit den Auslösern zu reduzieren, erfahren Sie detailliert im nächsten Kapitel (▶ Seite 69).

Medikamentöse Behandlung

Eine Allergie kann vorbeugend und akut behandelt werden. Manche Wirkstoffe gibt es sowohl als Tropfen oder Spray zur äußerlichen Anwendung als auch in Tablettenform zum Einnehmen. Welches Mittel in welcher Darreichungsform am besten geeignet ist, hängt davon ab, wo im Körper die Allergie auftritt, wie lange sie dauert und wie stark die Beschwerden sind. Bei Kindern ist auch das Alter ausschlaggebend.

Da bei einer allergischen Reaktion immer Histamin und weitere Botenstoffe aus den Mastzellen freigesetzt werden und sich in weiterer Folge eine Entzündung entwickelt, gibt es im Wesentlichen drei Ansätze für eine medikamentöse Therapie:

- Unterdrückung der Histamin-Wirkung im Körper mit Antihistaminika (= Antiallergika)
- Verhinderung der Histamin-Ausschüttung mit Mastzellstabilisatoren

• Hemmen der Entzündungsreaktion mit Glukokortikoiden
(Kortison und kortisonähnlichen Medikamenten)

Antihistaminika

Diese lang erprobten und bewährten Mittel gegen Allergien besetzen die Bindestellen (Rezeptoren) für den Botenstoff Histamin, sodass die körpereigenen, von den Mastzellen freigesetzten Histamine dort nicht mehr andocken können. Dadurch wird die allergische Reaktion verhindert oder zumindest gebremst. Weil außer dem Histamin auch noch andere Stoffe an der Entwicklung von Allergien beteiligt sind, können Antihistaminika die Reaktion oft nicht vollständig unterdrücken. Sie wirken je nach Art der Substanz und ihrer Dosierung unterschiedlich rasch und verschieden lang. Der große Nachteil dieser Präparate, insbesondere der alten Gene-

Medikamente bremsen die überschießende Reaktion des Körpers

Warum machen manche Antihistaminika müde?

Dieser Effekt beruht darauf, dass die Wirkstoffe die Histamin-Rezeptoren nicht nur in den von der Allergie betroffenen Organen besetzen, sondern – vor allem wenn sie geschluckt werden – überall im Körper. Müde machen insbesondere jene Antihistaminika, die leicht die Blut-Hirn-Schranke passieren. Das normalerweise vom Körper in sehr geringen Mengen gebildete Histamin aktiviert die Nervenzellen im Gehirn. Wird die Aktivierung durch Antihistaminika unterdrückt, bleiben die Nervenzellen träge und man fühlt sich schlapp. Wie ausgeprägt diese Nebenwirkung ist, hängt von der chemischen Struktur des Wirkstoffes ab: Antihistaminika der neueren Generation machen weniger oder gar nicht müde und eignen sich daher eher zur Linderung von tagsüber auftretenden Symptomen. Stärker dämpfend wirkende Präparate der älteren Generation kann man unter Umständen abends einnehmen, sie können aber auch noch am nächsten Morgen mit verstärkter Müdigkeit nachwirken. Die schlaffördernde, entspannende Wirkung dieser Präparate erklärt manchmal die wahrgenommene bessere Wirksamkeit. Jedoch kann die Einnahme dieser Medikamente in hohen Dosierungen über einen längeren Zeitraum schwerwiegende Nebenwirkungen (bis hin zum Tod) haben. Als antiallergisches Medikament in der Heimanwendung sollten daher bevorzugt moderne Antihistaminika zum Einsatz kommen.

ration: Sie machen müde und beeinträchtigen die Aufmerksamkeit bei der Arbeit und im Straßenverkehr. Da die meisten Antihistaminika auch rezeptfrei erhältlich sind, fragen Sie vor ihrer Anwendung unbedingt Ihren Arzt, ob und welche Sie einnehmen können, wenn Sie schwanger sind oder ein Baby stillen.

Augentropfen mit Antihistaminika

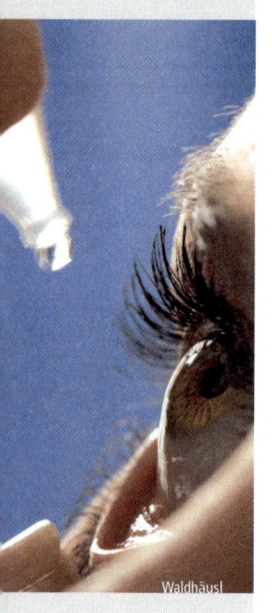

Waldhäusl

Es stehen Präparate mit den modernen Antihistaminika Azelastin und Levocabastin zur Verfügung. Einige Mittel enthalten Konservierungsstoffe, die die Schleimhaut reizen und Allergien auslösen können. Deshalb sollten Sie Augentropfen ohne Konservierungsstoffe bevorzugen, vor allem wenn Sie das Mittel längerfristig anwenden. Sie geben ein- bis zweimal täglich einen Tropfen in den Bindehautsack. Auf mehr als vier Tropfen täglich sollten Sie die Dosis aber nicht steigern.

Manche Patienten verspüren nach dem Eintropfen ein Brennen oder Stechen, die Augen können sich vorübergehend auch trocken oder klebrig anfühlen, die Augenlider können anschwellen. Augentropfen mit Azelastin verursachen bisweilen einen unangenehmen Geschmack im Mund. All diese Erscheinungen sind ungefährlich und erfordern keine weiteren Maßnahmen. Bedenken Sie jedoch, dass Sie nach dem Einträufeln einige Minuten lang verschwommen sehen. Während dieser Zeit sollten Sie kein Fahrzeug lenken und keine Maschine bedienen. Und auf das Tragen von Kontaktlinsen verzichten Sie besser, solange Ihre Augen entzündet sind oder Sie andere medikamentöse Augentropfen anwenden.

Nasensprays mit Antihistaminika

Auch in den örtlich anzuwendenden Mitteln gegen allergischen Schnupfen sind die Wirkstoffe Azelastin oder Levocabastin enthalten. Geben Sie zweimal täglich einen Sprühstoß in jedes Nasenloch. Nach wenigen Minuten, spätestens jedoch nach einer halben Stunde sollte der Niesreiz abklingen und die Nase wieder frei sein. Nur etwa zwei Prozent der Patienten fühlen sich durch antihistaminhaltige Nasensprays dauerhaft abgeschlagen und erschöpft. In diesem Fall sollten Sie mit Ihrem Arzt besprechen, ob Sie das Medikament weiterhin anwenden sollen. Vorsicht ist auch bei längerfristigem Gebrauch in hoher Dosierung geboten, denn die Präparate beeinträchtigen unter Umständen Ihre Konzentrationsfähigkeit. Und greifen Sie lieber zu Produkten ohne Konservierungsstoffe, da diese Substanzen selbst wiederum Allergien auslösen können.

Hautcremen mit Antihistaminika

Bei allergischen Hauterkrankungen gelingt das Blockieren der Histamin-Rezeptoren nur, wenn die Wirkstoffe als Tabletten eingenommen werden. Äußerlich anzuwendende Antihistaminika dringen nicht schnell und tief genug in die Haut ein. Wenn die Mittel dennoch Juckreiz lindern können, so beruht das eher auf dem kühlenden Effekt des Gels oder der Creme. Insgesamt gelten sie als wenig wirksam und geeignet. Auf ihre Anwendung kann oftmals verzichtet werden.

Antihistaminika zum Einnehmen

Die einzelnen Mittel wirken unterschiedlich schnell und ihre Wirkung hält verschieden lange an. Dementsprechend genügt bei manchen Präparaten eine Dosis täglich, andere müssen Sie zwei- oder dreimal täglich

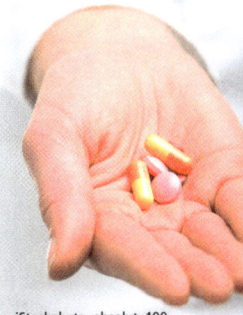

iStockphoto_absolut_100

Haut und Schleimhaut pflegen

Sowohl bei allergischen Hauterkrankungen wie Hautausschlag oder atopischer Dermatitis (Neurodermitis) als auch bei Heuschnupfen kann eine gute Pflege die Beschwerden bereits zu einem guten Anteil verringern und den Bedarf an Medikamenten senken.

- Verwenden Sie zur Reinigung der gereizten, oft trockenen Haut rückfettende Syndets mit einem hautneutralen pH-Wert von 5,5.
- Zur Pflege eignen sich Wasser-in-Öl-Emulsionen mit feuchtigkeitsspendenden und beruhigenden Wirkstoffen wie Harnstoff (Urea) und Dexpanthenol.
- Bei Heuschnupfen kann die regelmäßige Anwendung einer Nasendusche oder Nasenspülung, aber auch befeuchtender Nasensprays z.B. mit Kochsalz und Hyaluronsäure lindernd wirken.

einnehmen. Die Dosis hängt auch davon ab, wie gut der Organismus den Wirkstoff aufnimmt und verarbeitet. Manche Antihistamine in flüssiger Form enthalten Alkohol. Personen mit Alkoholproblemen oder Leberleiden dürfen diese Arzneimittel nicht einnehmen. Da es bei einigen Wirkstoffen auch Gegenanzeigen gibt, sollten Sie mit Ihrem Arzt sprechen, ob und wie Sie rezeptfreie Tabletten einnehmen sollten. Achtung: Wenn Sie einen Hauttest zur Allergiediagnose machen lassen wollen, müssen Sie die Mittel mehrere Tage vorher absetzen.

Mastzellstabilisatoren

Diese Wirkstoffe reichern sich in den Mastzellen an und behindern die Freisetzung von Histamin und anderen Entzündungsstoffen. Da sie sich schlecht in Fett lösen, gelangen Mastzellstabilisatoren praktisch kaum tief ins Gewebe. Sie werden deshalb nur lokal z.B. als Augentropfen oder Nasenspray angewandt. Akute Beschwerden können sie nicht lindern. Wendet man sie jedoch konsequent schon zwei Wochen lang vor dem Allergenkontakt (z.B. Pollensaison) an, wirken sie bei einigen Patienten gut. Sehr starken Nies- oder Juckreiz können die Medikamente aber meist nicht vollständig unterdrücken.

Augentropfen und Nasensprays mit Mastzellstabilisatoren

Viermal täglich – morgens, mittags, abends und vor dem Schlafengehen – träufeln Sie einen Tropfen des Präparats in den Bindehautsack bzw. geben einen Sprühstoß in jedes Nasenloch. Der Wirkstoff kann vorübergehend einen bitteren Geschmack im Mund hinterlassen oder die Nase kurzfristig reizen. Falls die Nase blutet oder Schleimhautgeschwüre auftreten, sollten Sie Ihren Arzt informieren. Beides – die Tatsache, dass mit der Verwendung der Produkte schon vor Ausbruch der Symptome begonnen werden muss, und das Erfordernis, dass sie während der gesamten Saison täglich viermal angewandt werden müssen – schränkt ihren Einsatz deutlich ein. Die Compliance (Akzeptanz durch den Patienten) ist meistens nicht gegeben.

Mastzellstabilisatoren zum Einnehmen

Reine Mastzellstabilisatoren für eine systemische Wirkung am ganzen Körper gibt es nicht. Ein Beispiel für ein orales Medikament mit mastzellstabilisierendem Effekt ist der Wirkstoff Ketotifen, ein müde machendes Antihistaminikum, das zusätzlich als Mastzellstabilisator wirkt. Nimmt man es ein, tritt der volle Effekt erst nach acht bis zehn Wochen ein. Außerdem hat Ketotifen oftmals stärkere Nebenwirkungen und kann mit einigen anderen Medikamenten Wechselwirkungen haben. Es darf auch nicht abrupt, sondern nur allmählich auslaufend abgesetzt werden. Das Mittel wird daher nur noch in speziellen Fällen angewandt. Es ist in Österreich und der Schweiz als Tablette gar nicht mehr erhältlich, jedoch weiterhin in Form von Augen- oder Nasentropfen.

Mastzellstabilisatoren zum Inhalieren

Diese Arzneistoffe helfen nicht bei einem akuten Asthmaanfall, es dauert mindestens zwei Wochen, bis die Wirkung spürbar ist. In den aktuellen Leitlinien für die Behandlung von allergischem Asthma werden Inhalationslösungen oder Dosieraerosole mit Cromoglizinsäure nicht mehr als Standardtherapie empfohlen. In Österreich und der Schweiz ist diese Therapieform auch nicht mehr zugelassen.

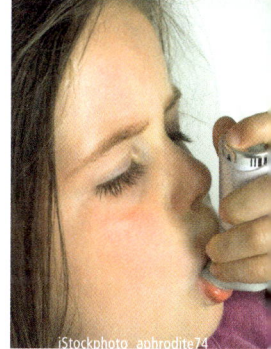
iStockphoto_aphrodite74

Glukokortikoide

Darunter versteht man kortisonähnliche Medikamente, die in erster Linie entzündungshemmend wirken, indem sie die Bildung entzündungsfördernder Botenstoffe bremsen. Glukokortikoide hemmen aber auch die Schleimsekretion, mildern die Schwellung der Schleimhäute und dämpfen deren Reizbarkeit.

Die Angst vor Kortison ist vor allem auf die Probleme zurückzuführen, die in Zusammenhang mit dem unkritischen und falschen Einsatz dieser Produktgruppe in den 1960er-Jahren beobachtet wurden. Die heute verfügbaren Präparate für Haut, Nase und Bronchien sind zum Teil besser wirksam und deutlich sicherer als die alten Präparate – vorausgesetzt, die

Mittel werden richtig angewandt. Etwaige Nebenwirkungen hängen auch von der Darreichungsform ab: Kortison wird bei allergischem Schnupfen als Nasenspray, bei Asthma als Inhalation und bei Hautausschlag als Creme angewandt. Kortison-Tabletten zum Schlucken sind lediglich Teil von allergischen Notfallsets.

Nasensprays mit Glukokortikoiden

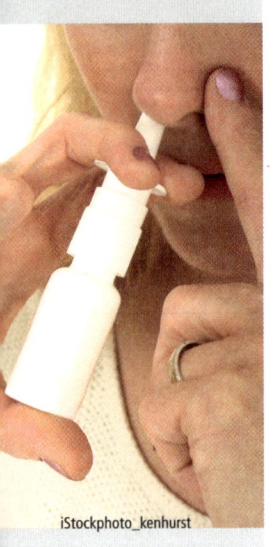

Diese Medikamente hemmen oder unterdrücken die Entzündung in der Nasenschleimhaut und treten nur in geringer Menge in den Kreislauf über. Ihre therapeutische Wirksamkeit bei allergischem Schnupfen ist belegt und die Produkte sind bei richtiger Anwendung gut verträglich. Zu beachten ist, dass die Wirkung nicht sofort eintritt, sondern erst nach konsequenter Anwendung für mehrere Tage.

Je nach Stärke der Beschwerden können bis zu zweimal täglich ein bis zwei Sprühstöße in jedes Nasenloch erfolgen. Die Anwendungsdauer hängt von der Erkrankung ab und kann von einigen Wochen vor und während der Pollensaison bis hin zur Daueranwendung in niedriger Dosierung bei chronisch-entzündlichen Erkrankungen reichen. Bei Nasenbluten und durch Bakterien, Pilze oder Viren ausgelösten Naseninfektionen sollten Sie keinen glukokortikoidhaltigen Nasenspray verwenden. Vorsicht ist ebenso bei erhöhtem Augeninnendruck (Grüner Star, Glaukom) geboten. Fragen Sie im Zweifelsfall Ihren Arzt und wählen Sie möglichst Präparate ohne Konservierungsstoffe.

Glukokortikoide zum Inhalieren

Diese rezeptpflichtigen Arzneimittel hemmen oder unterdrücken die Entzündung in den Bronchien und gehören zu den absoluten Basismedikamenten bei Asthma. Sie inhalieren sie zweimal, höchstens jedoch viermal täglich am besten jeweils vor einer Mahlzeit, sodass die Wirkstoffe mit den Speisen aus der Mundhöhle entfernt werden. Alternativ sollte unmittelbar nach der Anwendung eines Kortison-Inhalators der Mund mit Wasser ausgespült werden. Denn bleiben Glukokortikoide länger auf der Mund- und Rachenschleimhaut, wird das Pilzwachstum und somit eine Infektion mit bestimmten Hefepilzen (Soor) begünstigt.

Inhalator richtig anwenden

Nur wenn Sie einen Inhalator korrekt benutzen, können die Medikamente in die feinen Verästelungen der Bronchien gelangen. Da die Geräte unterschiedlich funktionieren, sollten Sie die Handhabung vorab mit geschultem Fachpersonal (Arzt, Atem-Physiotherapeut) trainieren. Für Kinder oder eingeschränkte Personen gibt es auch spezielle Inhalationshilfen.

Die Wirkung dieser Kortison-Präparate zum Inhalieren ist überwiegend örtlich begrenzt. Sie werden vom restlichen Körper praktisch nicht aufgenommen und sind für eine Langzeittherapie ausgelegt. Die Medikamente verhindern Entzündungsvorgänge in der Lunge, die langfristig zu einer Vernarbung und stetigen Verschlechterung der Lungenfunktion führen würden. Für Kinder gibt es spezielle Zubereitungen mit reduzierter Wirkstoffmenge.

Glukokortikoide zur Anwendung auf der Haut

Cremen, Gele, Lotionen und Salben mit Kortison-Abkömmlingen helfen bei Hautentzündungen und Juckreiz. Ihre therapeutische Wirksamkeit bei Neurodermitis und Kontaktekzemen ist erwiesen. Je nach Art des Wirkstoffes dringen sie mehr oder weniger gut in die Haut ein und gelangen damit gegebenenfalls auch zum Teil in den Blutkreislauf – wenn auch in viel geringerem Maße als bei Kortison-Tabletten. Weiters entscheiden die Dicke der betreffenden Hautstelle und der Zusatz von Begleitsubstanzen (z.B. Harnstoff) in den Präparaten über die Wirksamkeit. Grundsätzlich sind die Mittel in vier Klassen von „schwach" bis „sehr stark wirkend" eingeteilt. Es besteht Verschreibungspflicht, nur niedrig dosierte Präparate mit Hydrokortison sind rezeptfrei erhältlich.

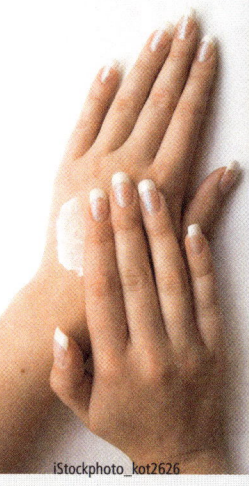
iStockphoto_kot2626

Da die langfristige Anwendung von glukokortikoidhaltigen Mitteln der Haut auch schaden kann und z.B. Nebenwirkungen wie eine Ausdünnung der Haut hervorrufen kann, hier einige Tipps zur Anwendung:

- Verwenden Sie das Präparat ausschließlich auf den erkrankten Hautarealen und tragen Sie es nur dünn auf.
- Nehmen Sie insbesondere für Gesicht, Hals oder Genitalbereich ein Mittel mit möglichst niedriger Wirkstärke und wenden Sie es nur kurzfristig an.

- Benutzen Sie Kortisonsalben maximal drei Wochen lang und beenden Sie die Behandlung allmählich, indem Sie die Dosierung nach und nach verringern. Bei abruptem Absetzen des Präparates besteht die Gefahr, dass eine gerade abgeklungene Entzündung schlagartig wieder aufflammt (Rebound-Effekt).
- Präparate der modernen Generation sind auch bei Langzeit-anwendung um ein Vielfaches sicherer als ältere Präparate.
- Es kann in einigen Fällen sinnvoll sein, die Medikamente im Wechsel mit kortisonfreien Cremen anzuwenden, dann wirken sie noch besser. So erleichtert z.B. die Wirkstoffkombination von Glukokortikoiden mit Harnstoff oder Salicylsäure das Eindringen des Kortisons in die Haut.
- In Cremen und Salben können auch Begleitstoffe wie Emul-gatoren und Konservierungsstoffe enthalten sein, gegen die einzelne Patienten allergisch reagieren können.
- Wichtig: Kortisonhaltige Salben oder Cremen dürfen nie als Ersatz für eine normale Basispflege herhalten!

Bei einer Langzeitanwendung entscheidet weniger die Wirkstärke (schwach, mittel oder stark) über die Gefährdung. Entscheidend sind vielmehr der korrekte Einsatz und die Wirksubstanz. Einige moderne Kortisonpräparate haben auch bei starker Wirksamkeit nur geringe Ein-dringtiefen und Nebenwirkungen, während einige ältere Präparate auch bei schwacher Wirkung schon stark ins Blut übergehen und beträchtliche Langzeitnebenwirkungen haben können.

Beta-2-Sympathomimetika

Bei einem Asthmaanfall verkrampfen sich die Muskelfasern der Bron-chien. Inhalationssprays mit Beta-2-Sympathomimetika entspannen die glatte Muskulatur, und die Atemwege erweitern sich wieder. Weil durch die Wirkstoffe aber auch andere Muskeln erschlaffen (z.B. der Herzmuskel), können die Mittel unerwünschte Folgen haben: Unruhe, Nervosität, Herzklopfen und -rasen bis hin zu Herzrhythmusstörungen. Beta-2-Sympathomimetika wirken nicht entzündungshemmend und können bei alleiniger Anwendung die Empfindlichkeit der Bronchien sogar erhöhen. Deshalb ist es nahezu immer erforderlich, gleichzeitig Glukokortikoide zu inhalieren, damit die Bronchien sich wieder langfristig stabilisieren.

In der Asthmatherapie kommen verschiedene Typen von Beta-2-Sympathomimetika zum Einsatz. Sogenannte SABA (Short-Acting Beta-Agonists) werden kurzzeitig bei Bedarf eingesetzt, um die Symptome eines akuten Asthmaanfalls zu lindern. Ab einem mittelschweren Asthma ist es erforderlich, einem Asthmaanfall vorzubeugen. Dies geschieht – in Kombination mit einem Kortikosteroid – mit den lange wirksamen LABA (Long-Acting Beta-Agonists), die nur ein- oder zweimal täglich inhaliert werden müssen.

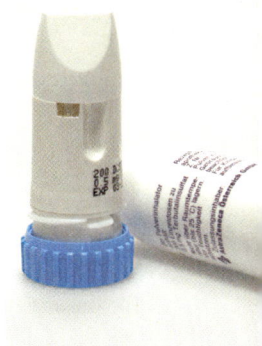

Leukotrien-Rezeptor-Antagonisten

Leukotriene sind entzündungsfördernde Botenstoffe, die ähnlich wie Histamin aus Mastzellen und anderen Immunzellen freigesetzt werden. Sie tragen zu den Symptomen des allergischen Asthmas bei. Medikamente, die die Freisetzung der Leukotriene verhindern, heißen Leukotrien-Rezeptor-Antagonisten. Sie werden zusätzlich zu kortisonhaltigen Sprays als Tablette eingenommen und verringern die Reizbarkeit und Verengung der Bronchien sowie eine übermäßige Schleimbildung. Ihre Wirkung ist jedoch schwächer als jene von Glukokortikoiden. Hauptsächlich werden Leukotrien-Rezeptor-Antagonisten Kindern und Jugendlichen mit leichtem bis mittelschwerem allergischen Asthma als Zusatztherapie verordnet. Bei schwerem Asthma oder einem akuten Anfall sind sie nicht geeignet. Mögliche Nebenwirkungen sind Kopf- und Bauchschmerzen, Schwindel und eine leicht erhöhte Infektanfälligkeit der oberen Atemwege.

Epinephrin (= Adrenalin)

Das auch als Stresshormon bekannte Adrenalin wird im Nebennierenmark gebildet und kommt als Medikament in der Notfallmedizin zur Anwendung. Es wirkt sehr rasch, zieht die Gefäße zusammen und wirkt daher schnell abschwellend und bronchienerweiternd. Weiters regt es die Herzfunktion an und hebt den Blutdruck. In Form einer Fertigspritze (Epinephrin-Pen) wird Adrenalin z.B. Insektengiftallergikern oder von einer primären Nahrungsmittelallergie Betroffenen als Teil des sogenannten Notfallsets verordnet (▶ Seite 89). Im Falle eines allergischen Schocks können sie sich – nach entsprechender Schulung – das oft lebensrettende Medikament selbst verabreichen.

Harnstoffhaltige Cremen und Salben

Harnstoff (Urea) erhöht den Feuchtigkeitsgehalt der Haut und hilft, sie weich und geschmeidig zu erhalten. Der Wirkstoff lindert den Juckreiz, löst Hautschuppen ab und lässt andere Wirkstoffe besser in die Haut eindringen. Bei atopischer Dermatitis und Kontaktekzemen werden harnstoffhaltige Cremen deshalb gleichzeitig oder im Wechsel mit Kortison-Salben eingesetzt. Harnstoff wird in verschiedenen Wirkstärken verabreicht, beginnend bei wenigen Prozent als Zusatz in Cremen, um die Feuchtigkeit der Haut zu verbessern. In hohen Wirkstärken ab 10 Prozent kann Urea jedoch insbesondere auf gereizter Haut unangenehm brennen und es wirkt keratolytisch (abschuppend). In sehr hohen Stärken von 40 Prozent kann Harnstoff sogar Nägel auflösen. Fragen Sie daher für die richtige Auswahl einer Pflegecreme Ihren Arzt oder Apotheker um Rat.

Synthetischer Gerbstoff

Auf Konservierungsstoffe achten

Gerbstoffe wirken Gewebe zusammenziehend (adstringierend), lassen nässende Wunden trocknen und entziehen damit Bakterien und Pilzen den Nährboden. Die Entzündung wird leicht gehemmt, der Schmerz gestillt und der Juckreiz gelindert. Bei leichten Hautentzündungen und juckenden Hauterkrankungen ist die Wirksamkeit der Mittel erwiesen. Rund um das Auge dürfen sie aber nicht angewandt werden. Zum Einsatz kommen Gerbstoffe z.B. als Lösungen für Sitzbäder oder als Umschläge. Es gibt auch gerbstoffhaltige Gele oder Cremen, die einfach auf die Haut aufzubringen sind, allerdings nicht von jedem vertragen werden.

Örtlich betäubende Mittel

Ebenfalls ohne Rezept bekommen Sie Cremen, Salben oder Lotionen, die die Haut oberflächlich betäuben. Schmerzen und Juckreiz sind dann weniger stark zu spüren. Für die großflächige oder langfristige Anwendung sind stark betäubende Medikamente jedoch nicht geeignet. Einige Pflegecremen enthalten Zusatzstoffe mit juckreizlindernder Wirkung (z.B. Polidocanol).

Biologika

Unter dem Begriff Biologika fasst man gentechnisch hergestellte Medikamente zusammen, die direkt ins Immunsystem eingreifen. Sie unterdrücken bestimmte Abwehrreaktionen und dämpfen entzündliche Prozesse, wirken also als Immunsuppressiva oder Immunmodulatoren. Darauf, dass die meisten Biologika Antikörper sind, weist die Endsilbe mab hin, die für „monoclonal antibody" (= monoklonaler Antikörper) steht. Beispiele sind Omalizumab und Dupilumab.

Einen hohen Stellenwert haben Biologika in der Therapie von Autoimmunerkrankungen wie rheumatoider Arthritis, Psoriasis-Arthritis, Morbus Bechterew oder Multipler Sklerose. Des Weiteren wendet man sie bei bestimmten Tumorerkrankungen (z.B. Non-Hodgkin-Lymphom), bei chronisch-entzündlichen Leiden (z.B. Colitis ulcerosa) und in der Transplantationsmedizin an. Im Bereich der Allergologie kommen Biologika für die Behandlung von schwerem Asthma, atopischer Dermatitis, Urtikaria und Nasenpolypen in Frage. Zu dieser Medikamentengruppe wird derzeit intensiv geforscht, es werden ständig neue Medikamente entwickelt und zugelassen. In den nächsten Jahren werden noch deutlich mehr Biologika zur Verfügung stehen.

Asthma. Die Asthmatherapie ist eine Stufentherapie, die sich nach dem Schweregrad der Erkrankung richtet. Biologika können erst ab der Stufe 5 (schweres Asthma) verordnet werden, und selbst dann nur, wenn eine dreimonatige Kombinationstherapie mit anderen Medikamenten zum Inhalieren nicht ausreichend gewirkt hat. Wird ein Therapieversuch mit

Biologika im Faktencheck

Wie werden Biologika verabreicht? Da es sich um verdauliche Proteine handelt, können Biologika nicht als Tablette eingenommen werden. Entweder der Arzt verabreicht sie als Infusion in die Vene oder der Patient selbst injiziert sie nach entsprechender Einschulung mit einer Spritze in eine Hautfalte am Bauch oder Oberschenkel.

Wie lange dauert die Behandlung? Meist testet man drei Monate lang, ob sich eine positive Wirkung einstellt. Bei Erfolg wird die Behandlung in der Regel in einem Abstand von zwei bis mehreren Wochen längerfristig bis lebenslang durchgeführt.

Wem helfen Biologika? Nicht jedes Medikament wirkt bei jedem Menschen gleich gut. Das ist auch bei Biologika so. Ob jemand wahrscheinlich ein Responder ist, der gut auf einen bestimmten Wirkstoff anspricht, lässt sich bisher nur selten bereits vorab durch sogenannte Biomarker feststellen. Bei Biologika gibt es primäre Non-Responder, bei denen die Behandlung von Anfang an nicht wirkt, und sekundäre Non-Responder, die erst im Laufe der Therapie eine Resistenz gegen den Wirkstoff entwickeln.

Welche Nebenwirkungen gibt es? Biologika sind meist gut verträglich, allerdings können prinzipiell auch hier unerwünschte Symptome auftreten. Je nach Präparat kann es zu Kopf- und Gliederschmerzen, Fieber sowie Veränderungen des Blutbildes und der Leberwerte kommen. Etwaige lokale Reaktionen an der Einstichstelle sowie Lid- und Bindehautentzündungen mit Augenjucken sind leicht behandelbar.

Was muss sonst noch beachtet werden? Da einige Biologika die Immunreaktion dämpfen, besteht bei diesen Patienten eventuell eine höhere Infektanfälligkeit. Lassen Sie Ihren Impfstatus regelmäßig überprüfen und gegebenenfalls vor Beginn der Therapie auffrischen. Anzuraten ist z.B. auch eine Schutzimpfung gegen Gürtelrose im höheren Lebensalter, weil das nach einmal durchgemachter Windpocken-Infektion im Körper schlummernde Herpes-zoster-Virus unter bestimmten Biologika-Therapien leichter reaktiviert werden kann. Außerdem muss vor dem Einsatz bestimmter Wirkstoffe (z.B. TNF-alpha-Blocker) ein Test zum Ausschluss einer nicht aktiven Tuberkulose durchgeführt werden. Da dies nicht für alle Biologika gilt, sollten Sie durch Ihren behandelnden Arzt dahin gehend ausführlich beraten werden.

Werden Biologika von der Krankenkasse bezahlt? Die Herstellung ist aufwendig, weshalb diese Medikamente sehr teuer sind. So kostet die einjährige Biologika-Behandlung eines Patienten zwischen 50.000 und 100.000 Euro. Ein Facharzt muss über den Nutzen der Therapie entscheiden und kann die Kostenübernahme bei der Krankenkasse beantragen.

Wie vertragen sich Biologika mit der COVID-19-Impfung? Mit Biologika behandelte Allergiker tragen kein erhöhtes Risiko einer allergischen Reaktion auf COVID-19-Impfstoffe. Die Impfung wird empfohlen, und die Biologika-Therapie sollte fortgesetzt werden. Jedoch ist ein einwöchiger Abstand zwischen Impfung und Biologika-Gabe einzuhalten. Bei anderen Impfungen etwa mit Lebendimpfstoffen (z.B. Mumps-Masern-Röteln) müssen längere Abstände eingehalten oder sogar Therapiepausen eingelegt werden.

Biologika gestartet, muss dessen Erfolg engmaschig kontrolliert werden. Die Medikamente werden unter die Haut gespritzt oder als Infusion verabreicht, sind in der Regel sehr wirksam und für eine langfristige Therapie geeignet. Aktuell gibt es fünf für die Behandlung von Asthma zugelassene Biologika: Omalizumab, Mepolizumab, Reslizumab, Benralizumab und Dupilumab. Welcher Wirkstoff zum Einsatz kommt, hängt von weiteren Faktoren wie Begleiterkrankungen oder den Blutwerten ab.

Atopische Dermatitis. Auch hier kommen Biologika erst bei schweren Verlaufsformen mit andauernden, stark ausgeprägten Ekzemen (Stufe 4) zum Einsatz, wenn andere Behandlungsmaßnahmen versagt haben. Für die atopische Dermatitis gibt es aktuell zwei zugelassene Medikamente: Dupilumab und Tralokinumab. Diese Medikamente werden in regelmäßigen Abständen unter die Haut gespritzt und zeigen nach einigen Wochen der Anwendung ihre Wirkung. Nebenwirkungen wie etwa Augenentzündungen sind möglich, aber meist mild und verschwinden nach Absetzen der Therapie wieder.

Urtikaria und Angioödeme. Manchmal reicht bei diesen allergischen Erkrankungen die Behandlung mit Antihistaminika nicht aus. Das Biologikum Omalizumab ist dann für die Behandlung der chronischen Urtikaria zugelassen und zeigt bei der überwiegenden Mehrheit der Patienten einen sehr guten Therapieerfolg.

Nasenpolypen. Ebenso können Biologika heute bei chronischer Nebenhöhlenentzündung mit Nasenpolypen eine Therapieoption sein. Hier stehen aktuell zwei Biologika als Therapieoption zur Verfügung: Dupilumab und Omalizumab.

small molecules

Mit dem Begriff „small molecule" oder „niedermolekulare Verbindung" wird eine Gruppe von Wirkstoffen mit niedriger Molekülmasse bezeichnet. Medikamente aus dieser Gruppe können vom Körper leicht aufgenommen werden und werden meist als Tablette verabreicht.

Insbesondere von Bedeutung in der Allergologie sind die sogenannten JAK-Inhibitoren (Januskinase-Inhibitoren) mit der für sie typischen Endsilbe -nib. Diese Wirkstoffgruppe hemmt bestimmte Botenstoffe im Immunsystem (Zytokine), die beispielsweise bei atopischer Dermatitis eine Rolle spielen. Somit wirken die Medikamente entzündungshemmend, dämpfen bestimmte Abwehrreaktionen und hemmen die Gewebevermehrung. Die Arzneimittel werden in der Regel ein- bis zweimal täglich eingenommen, ihre Wirkung ist oftmals bereits nach wenigen Tagen oder Wochen zu bemerken. Zu den häufigsten möglichen unerwünschten Wirkungen gehören Infektionen sowie Störungen im Magen-Darm-Trakt, Blutbild und Zentralnervensystem. Daher sind regelmäßige ärztliche Kontrollen notwendig. Weitere small molecules sind aktuell in Entwicklung, auch ihr Einsatz z.B. in Cremen wird derzeit überprüft.

Die allergenspezifische Immuntherapie

Mit Allergenen gegen die Allergie

Bei der allergenspezifischen Immuntherapie, kurz AIT (früher: Hyposensibilisierung), handelt es sich um die einzige Behandlungsmethode, die auf die Ursache von allergischen Erkrankungen einwirkt. Dabei wird das zuvor genau ermittelte Allergen dem Körper in Form von Spritzen, Tropfen oder Tabletten in allmählich ansteigender Dosierung zugeführt. Dadurch wird das Immunsystem mit der Zeit an das Allergen gewöhnt („Desensibilisierung").

Obwohl diese Art der Behandlung bereits seit über 100 Jahren erfolgreich durchgeführt wird, ist der genaue Wirkmechanismus der AIT noch nicht restlos geklärt. Sicher ist, dass die Immunantwort langfristig modifiziert wird, indem regulatorische T-Zellen die B-Zellen anregen, eine große Menge spezifischer Antikörper der Klasse IgG zu bilden. Diese IgG-Antikörper maskieren dann das Allergen, sodass die IgE-Antikörper nicht mehr daran binden können. In der Folge werden die Mastzellen nicht mehr aktiviert und schütten kein Histamin aus – das Allergen wird also nicht mehr als körperfremd erkannt und somit toleriert. Gute Erfolge erzielt man bei Bienen- und Wespengift, Gräser- und Birkenpollen sowie Hausstaubmilbenallergenen. Auch bei Allergien gegen Schimmelpilze,

Esche, Beifuß und Ragweed ist die AIT effektiv. Weniger gut sind die Aussichten bei Tierhaarallergikern.

Die AIT kann die Allergiesymptome langfristig bessern, die Wirkung hält noch Jahre nach dem Ende der Behandlung an. Wichtig ist, so früh wie möglich mit der AIT zu beginnen, denn je jünger die Betroffenen, desto größer sind die Erfolgschancen. Außerdem kann die Immuntherapie den Krankheitsverlauf positiv beeinflussen und etwa verhindern, dass Patienten auf immer mehr Auslöser allergisch reagieren oder ein allergischer Schnupfen sich zum Asthma ausweitet.

Freilich ist Geduld gefragt, denn die Therapie dauert drei bis fünf Jahre und muss konsequent durchgeführt werden. Eine Besserung der Beschwerden kann sich allerdings schon im ersten Jahr zeigen. Der Bedarf an symptomlindernden Medikamenten sinkt bei einigen Patienten bereits nach etwa drei bis sechs Monaten. Erfolgt die Erstverschreibung durch ein Allergieambulatorium oder einen Facharzt, übernimmt die Krankenkasse die Behandlungskosten. Studien belegen Effektivität und Verträglichkeit aller Darreichungsformen. Ob letztlich Spritzen, Tropfen oder Tabletten gewählt werden, hängt von der Art der Allergie und vom Wunsch des Patienten ab.

Unter bestimmten Umständen sollte eine allergenspezifische Immuntherapie nicht durchgeführt werden. Solche Gegenanzeigen sind z.B. das Vorliegen einer Autoimmun- oder Krebserkrankung, nicht ausreichend kontrolliertes Asthma, Immunschwäche oder die Einnahme bestimmter Medikamente wie etwa Immunsuppressiva. Auch sollte während einer Schwangerschaft eine AIT gegen Pollen oder Hausstaubmilben nicht begonnen werden, bei einer schweren Insektengiftallergie entscheidet der Arzt.

Gerade zu Beginn dieser Therapien können die Patienten auch Nebenwirkungen und allergische Beschwerden haben, die aber im Regelfall mit einer begleitenden antiallergischen Therapie (z.B. mit Antihistaminika) gut kontrolliert werden können.

Subkutane Immuntherapie (SCIT)

Bei dieser herkömmlichen Form der allergenspezifischen Immuntherapie werden sehr geringe Mengen des Allergens unter die Haut gespritzt –

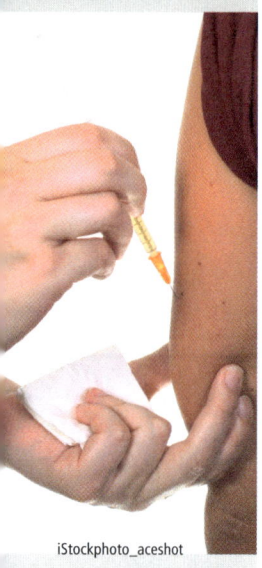

iStockphoto_aceshot

**Allergene unter
die Haut gespritzt**

zunächst einmal pro Woche, später in größeren Abständen. Die Dosierung wird allmählich gesteigert, damit der Körper nach und nach unempfindlicher gegen die Substanz wird. Oft kommt es schon nach einem Jahr zu einer deutlichen Verbesserung der Symptome und damit zu einer höheren Lebensqualität. Die Patienten benötigen dann auch weniger Medikamente gegen ihre Allergie. Eventuell auftretende Nebenwirkungen wie Hautrötungen oder -schwellungen sowie Jucken im Bereich der Einstichstelle sind für die meisten Betroffenen gut auszuhalten. Weil es jedoch in seltenen Fällen zu einer verstärkten Reaktion bis hin zum anaphylaktischen Schock kommen kann, muss der Patient noch für mindestens 30 Minuten nach Verabreichung der Spritze in der Arztordination bleiben. Außerdem sollte man an den Behandlungstagen Alkoholkonsum und stärkere körperliche Anstrengung vermeiden.

Einen besonders hohen Stellenwert hat die SCIT bei Insektengiftallergien. Hier ist sie die Behandlungsmethode erster Wahl und wird für nahezu alle Erwachsenen empfohlen, bei denen nach einem Bienen- oder Wespenstich schwerere Allgemeinreaktionen oder sogar anaphylaktische Symptome aufgetreten sind.

Sublinguale Immuntherapie (SLIT)

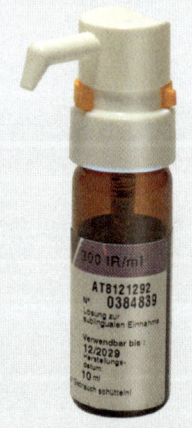

**Allergene
zum Schlucken**

Bei diesen Varianten der allergenspezifischen Immuntherapie werden die Allergene über die Mundschleimhaut aufgenommen. Zum Einsatz kommen Tropfen, die unter die Zunge geträufelt werden, oder Tabletten, die man unter der Zunge zergehen lässt. In der Regel verwendet man Fertigpräparate, die für weit verbreitete Allergene wie Gräser- oder Birkenpollen zur Verfügung stehen.

Bei der sublingualen Immuntherapie treten schwere Nebenwirkungen seltener als bei der subkutanen Immuntherapie auf. Unerwünschte Begleiterscheinungen der SLIT sind vor allem zu Beginn der Therapie häufig, beschränken sich aber meist auf Zungen-, Hals- und Gaumenjucken sowie leichte Schleimhautschwellungen. Auch Übelkeit, Bauchkrämpfe und Durchfälle können vereinzelt vorkommen, sowie – äußerst selten – anhaltende Entzündungen der Speiseröhre.

Weitere Formen
der allergenspezifischen Immuntherapie

Den Alltag mit einer Nahrungsmittelallergie zu bestreiten, kann sehr belastend sein. Insbesondere wenn Kinder eine Allergie auf Grundnahrungsmittel wie Kuhmilch, Hühnerei oder Weizen entwickeln, gestaltet sich die Strategie der Allergenvermeidung schwierig. Aber auch, wer auf Nüsse, Saaten wie z.B. Sesam oder die oft nur in Spuren in verarbeiteten Lebensmitteln enthaltenen Erdnüsse allergisch reagiert, setzt sich praktisch ständig einer Gefahr aus. Immerhin sind versehentlich gegessene erdnusshaltige Speisen bei Kindern die häufigste Ursache für eine anaphylaktische Reaktion. Hier sind neue Therapieansätze dringend gefragt.

Ein vielversprechender Ansatz ist die orale Immuntherapie (OIT), bei der das Allergen z.B. in Form eines Pulvers geschluckt wird. So steht seit kurzem ein Präparat mit Erdnussmehl für die Behandlung von Kindern und Jugendlichen zur Verfügung, das darauf abzielt, dass zumindest eine kleine Menge Erdnuss vertragen wird. Für den Fall des versehentlichen Verzehrs eines erdnusshaltigen Lebensmittels kann so ein Schutz gegen eine schwere allergische Reaktion aufgebaut werden, was die Lebensqualität deutlich verbessert. Leider kann es aber bei einigen Patienten vor allem zu Behandlungsbeginn auch zu starken Nebenwirkungen kommen, die eine Therapiemodifizierung mit einer geringeren Enddosis oder in seltenen Fällen sogar den Abbruch der Therapie notwendig machen.

In Studien hat man auch eine epikutane Immuntherapie (EPIT) getestet. Dabei wird ein Pflaster mit Erdnussprotein auf die Haut am Rücken oder Arm geklebt. Wasser, das unter dem Pflaster aus der Haut tritt, verflüssigt das Erdnussprotein, das nun in die Haut eindringen kann. Dort wird es von bestimmten Zellen umschlossen und zu den Lymphknoten befördert. Da das Allergen auf diese Weise nicht in den Blutkreislauf gelangt, ist die Allergenaufnahme über ein Pflaster sicher und mit weniger systemischen Nebenwirkungen verbunden. Bisher brachten die Studien aber keinen ausreichenden Wirknachweis und Studienteilnehmer hatten über starke Hautreizungen geklagt. Es wird derzeit jedoch weiter an dieser interessanten Therapieform geforscht, auch Studien zur epikutanen Immuntherapie mit Kuhmilch und Hühnerei werden durchgeführt.

Die Erfolgsrate beträgt

- bei Wespenallergikern 95 Prozent
- bei Bienenallergikern 90 Prozent
- bei Pollenallergikern 70 Prozent
- bei Milbenallergikern 60 Prozent

Am erfolgreichsten ist eine allergenspezifische Immuntherapie bei

- Kindern und Jugendlichen
- bei neu aufgetretenen Allergien in den ersten Jahren
- bei Patienten, die nur auf wenige Stoffe allergisch sind

Die AIT sollte nicht angewandt werden bei

- Kindern unter fünf Jahren
- Schwangeren (Ausnahme: lebensbedrohliche Insektengiftallergie nach ärztlicher Empfehlung)
- schweren Krankheiten wie z.B. aktiven Krebserkrankungen, starken Beeinträchtigungen des Immunsystems oder Einnahme von Immunsuppressiva
- unkontrolliertem Asthma
- Herz-Kreislauf-Erkrankungen, bei welchen kein Adrenalin gegeben werden darf
- SLIT: bei akuten Entzündungen der Mundhöhle mit schweren Symptomen oder bei Verletzungen im Mund (z.B. Zahnextraktionen)

Die AIT sollte mit besonderer Vorsicht angewandt werden

- bei Patienten mit Mastozytose (wobei diese Patienten aber oft besonders von der AIT profitieren)

Mögliche Komplikationen sind

- bei SCIT: allergische Reaktionen an der Einstichstelle
- bei SLIT: lokale Schleimhautreaktionen im Mund und Rachen sowie Übelkeit, Juckreiz, Quaddeln oder Ekzeme am ganzen Körper
- sehr selten lebensbedrohlicher anaphylaktischer Schock mit Atemnot, Blutdruckabfall, Kreislaufzusammenbruch und Bewusstlosigkeit

Komplementärmedizinische Behandlungsformen

Viele Allergiker fürchten die Risiken der herkömmlichen Therapiemethoden und suchen nach nebenwirkungsärmeren Behandlungsformen. Auch erleben gerade Patienten, deren Erkrankung durch mehrere Auslöser bedingt ist, sich selbst und die behandelnden Ärzte als hilflos, denn die gängige Erwartungshaltung „Der Arzt verschreibt mir ein Medikament, und dann werde ich gesund" erfüllt sich nicht. An dieser Stelle setzen die Anbieter von komplementärmedizinischen Heilverfahren an.

Wörtlich übersetzt bedeutet Komplementärmedizin „ergänzende Medizin". Und so ist sie auch zu verstehen: keineswegs als Ersatz oder Alternative zur schulmedizinischen Behandlung, sondern als Ergänzung dazu. Je nach Erkrankung können sich bestimmte komplementärmedizinische Methoden durchaus als sinnvoll erweisen, eventuell benötigen Sie sogar weniger Arzneimittel. Klar davon abzugrenzen sind aber unseriöse Verfahren, deren Wirksamkeit wissenschaftlicher Grundlagen entbehrt.

Komplementärmedizinische Maßnahmen sind oft sinnvoll

Tipps zur Behandlung abseits der Schulmedizin

- Nicht alle alternativen Methoden sind harmlos oder frei von Nebenwirkungen. Wenn Ihnen hundertprozentige Heilung gegen viel Geld versprochen wird, sollten Sie besonders skeptisch sein. Wägen Sie Nutzen, Risiken und Kosten eines Verfahrens bereits im Vorfeld kritisch ab.
- Keinesfalls sollten Asthmatiker, Nahrungsmittel- oder Insektengiftallergiker sich dazu verführen lassen, auf Sicherheitsmaßnahmen und lebensrettende Notfallmedikamente zu verzichten. Brechen Sie eine laufende Therapie nicht ohne Rücksprache mit Ihrem Arzt ab.
- In diversen Internetforen preisen von Allergien Betroffene einzelne Therapiemethoden als besonders wirksam an. Bedenken Sie, dass viele dieser „Erfahrungsberichte" in Wahrheit vom jeweiligen Anbieter bezahlt wurden.
- Die scheinbare Wirkung verschiedener Mittelchen beruht oft auf einem Placeboeffekt. Entscheiden Sie sich daher nicht nur aufgrund Ihrer subjektiven Einschätzung für eine Methode, sondern informieren Sie sich auch bei unabhängigen Stellen oder fragen Sie Ihren behandelnden Arzt.

Etwa sind Kinesologie, Magnetresonanz- und Bioresonanztherapie nach aktueller Studienlage als kritisch einzustufen und weder zur Diagnose noch zur Therapie von allergischen Erkrankungen geeignet.

Heilverfahren, die positiv wirken können

Akupunktur

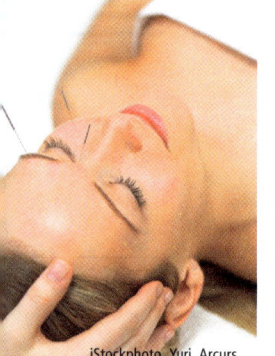
iStockphoto_Yuri_Arcurs

Die Akupunktur kommt aus der traditionellen chinesischen Medizin (TCM) und wird in Europa vorwiegend zur Schmerzlinderung eingesetzt. Für ihre Wirksamkeit bei Kopfschmerzen etwa im Zusammenhang mit allergischem Dauerschnupfen existieren positive Hinweise. Studien über Akupunktur bei Asthmapatienten liefern jedoch keine ausreichenden Belege für die Wirksamkeit. Falls Sie die Methode ausprobieren möchten, sollten Sie sich nur an erfahrene Ärzte mit einschlägiger Zusatzausbildung wenden. Bei sachgemäßer Durchführung bestehen so gut wie keine Risiken. Die Therapie umfasst mehrere Sitzungen. Wie lange sie im Einzelfall dauert, hängt von den individuellen Beschwerden ab. Private Krankenversicherungen ersetzen die Kosten teilweise.

Atemtherapie

Regelmäßige Atemübungen können bei leichtem Asthma den Bedarf an Inhalationspräparaten deutlich senken. Spezielle Atemtechniken wie beispielsweise die „dosierte Lippenbremse", die in physiotherapeutischen Einrichtungen oder Kuranstalten erlernt werden können, sind ein wichtiger Baustein einer erfolgreichen Asthmabehandlung. Die gesetzlichen Krankenkassen übernehmen deshalb nach ärztlicher Verordnung die Kosten.

Entspannungsmethoden

Um die medizinische Behandlung zu unterstützen, sind regelmäßige Entspannungsübungen empfehlenswert. Regelmäßig bedeutet, dass Sie sich dreimal pro Woche jeweils mindestens 15 Minuten Zeit dafür nehmen. Gute Ergebnisse lassen sich vor allem bei Asthma und atopischer Dermatitis erzielen. Als therapieergänzende Methoden bei Allergien eignen sich insbesondere das autogene Training, die progressive Muskelentspannung nach Jacobson und Meditation. Egal für welches Verfahren Sie sich entscheiden, Sie sollten es immer unter fachlicher Anleitung erlernen. Volkshochschulen, Gesundheitszentren und die Krankenkassen selbst bieten entsprechende Kurse an. Falls Sie eine Krankenzusatzversicherung haben, fragen Sie dort nach einer teilweisen Rückerstattung des Kurspreises nach. Werden Entspannungstechniken im Rahmen einer Psychotherapie angewandt, erhalten Sie nach Bewilligung durch die Krankenkasse in der Regel einen Kostenzuschuss. Sind sie Bestandteil einer Schulung für chronisch Kranke in einem Spital oder einer Kuranstalt, wird diese Leistung meist nicht gesondert verrechnet.

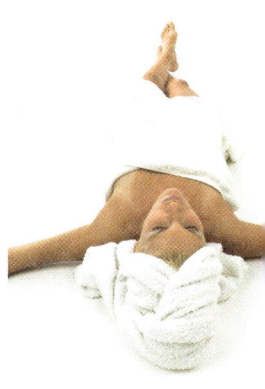

iStockphoto_aldra

Psychotherapie

Psychische Faktoren spielen bei Allergien eine bedeutende Rolle. Beispielsweise fördern Angst, Wut, Aufregung, Unruhe und Stress die Histaminausschüttung und können damit eventuell neue Krankheitsschübe auslösen. Umgekehrt wirken allergische Beschwerden nachhaltig auf die seelische Befindlichkeit, sie drücken die Stimmung und können Ängste hervorrufen. Das kann so weit gehen, dass etwa ein Insektengiftallergiker sich im Sommer kaum noch ins Freie wagt oder ein Patient mit atopischer Dermatitis aus Angst vor Ablehnung die Kontakte zu seinen Mitmenschen völlig abbricht. Eine Psychotherapie kann aber auch in leichteren Fällen den Krankheitsverlauf günstig beeinflussen. Ziel der Behandlung ist die Lösung von emotionalen und sozialen Konflikten, die im Zusammenhang mit der Allergie auftreten.

Wenn Sie eine Psychotherapie machen möchten, nehmen Sie zunächst eine Probesitzung. Bei diesem Erstgespräch können Sie klären, ob Ihnen der Therapeut zusagt, ob er einen Kassenvertrag hat und wie hoch die Kosten sein werden.

Hypnose. Obwohl es immer wieder Einzelfallberichte von sehr gutem Ansprechen und „Heilungen" bei Allergien gibt, ist wissenschaftlich nicht geklärt ist, wie diese Methode funktionieren soll. Wissenschaftliche Untersuchungen zu diesem Thema sind jedenfalls nur wenige vorhanden oder zeigen keine klaren Ergebnisse. Auch für Selbsthypnose wurden positive Berichte veröffentlicht. Vor allem die Angst, die oftmals mit allergischen Erkrankungen einhergeht, kann damit positiv beeinflusst werden. Bei Hypnoseverfahren spielt die Visualisierung eine bedeutende Rolle: Etwa ist es bei Asthma die Vorstellung, dass die Muskulatur sich glättet, die Schleimschicht sich abbaut und die Bronchien sich erweitern. Doch Hypnose funktioniert nicht immer und bei jedem Menschen gleich gut. Auch ist sie beispielsweise für Patienten mit Herzschwäche, sehr niedrigem Blutdruck oder schweren Persönlichkeitsstörungen sowie für Kinder unter fünf Jahren nicht geeignet.

Homöopathie

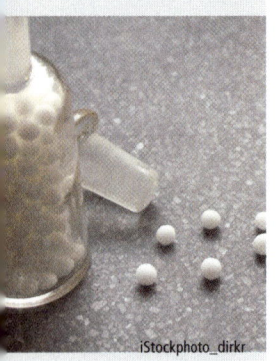

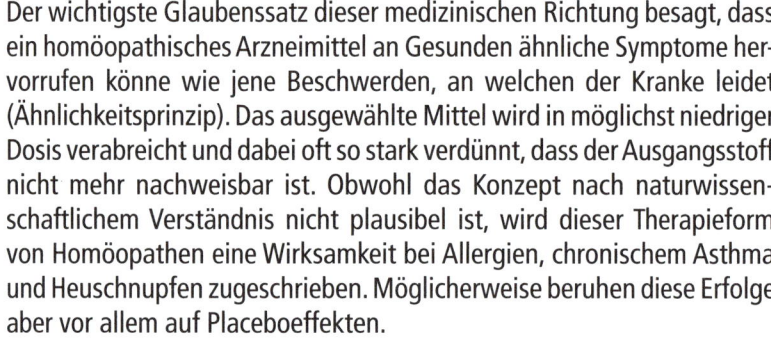

iStockphoto_dirkr

Globuli nur als Zusatztherapie

Der wichtigste Glaubenssatz dieser medizinischen Richtung besagt, dass ein homöopathisches Arzneimittel an Gesunden ähnliche Symptome hervorrufen könne wie jene Beschwerden, an welchen der Kranke leidet (Ähnlichkeitsprinzip). Das ausgewählte Mittel wird in möglichst niedriger Dosis verabreicht und dabei oft so stark verdünnt, dass der Ausgangsstoff nicht mehr nachweisbar ist. Obwohl das Konzept nach naturwissenschaftlichem Verständnis nicht plausibel ist, wird dieser Therapieform von Homöopathen eine Wirksamkeit bei Allergien, chronischem Asthma und Heuschnupfen zugeschrieben. Möglicherweise beruhen diese Erfolge aber vor allem auf Placeboeffekten.

Zwar ist mit der Anwendung stark verdünnter Mittel (Hochpotenzen) kein direktes Risiko verbunden, Homöopathika bis etwa D8 kommen jedoch als mögliche Allergieauslöser in Frage. Bedenken Sie außerdem, dass nahezu alle homöopathischen Tropfen Alkohol enthalten. Streukügelchen (Globuli) und Tabletten sind hingegen alkoholfrei, enthalten aber Zucker.

In Österreich darf Homöopathie ausschließlich von Ärzten praktiziert werden. Auf jeden Fall sollte der Arzt eine Ausbildung der entsprechenden Fachgesellschaften vorweisen können. Fazit: Homöopathie kann mit schulmedizinischer Behandlung kombiniert werden. Vorsicht ist allerdings geboten, wenn Homöopathen dazu raten, die üblichen, ärztlich verordneten Medikamente in ihrer Dosierung erheblich zu verringern oder gar abzusetzen. Dadurch kann es zu einer beträchtlichen Gesundheitsgefährdung kommen.

Therapie kompakt

- Antihistaminika sind bewährte Mittel gegen Allergien. Die Wirkstoffe der neueren Generation machen nur mehr wenig müde.
- Mastzellstabilisatoren behindern die Freisetzung von Histamin. Da sie nur langsam und lokal wirken, müssen sie bereits zwei Wochen lang vor dem Allergenkontakt angewandt werden.
- Glukokortikoide hemmen die Entzündung. Eine langfristige Verwendung z.B. in Asthmasprays ist sinnvoll und wichtig, eine langfristige Einnahme als Tablette oder Depotinjektion kann jedoch schwere Nebenwirkungen verursachen.
- Inhalationssprays mit Beta-2-Sympathomimetika sind die Therapie der Wahl bei akuten Asthmaanfällen. Die Mittel entspannen die glatte Muskulatur, und die Atemwege erweitern sich wieder.
- Die gentechnisch hergestellten Biologika unterdrücken ganz gezielt bestimmte Abwehrreaktionen und dämpfen entzündliche Prozesse.
- Bei der allergenspezifischen Immuntherapie (AIT) wird die Überempfindlichkeitsreaktion auf die auslösenden Allergene vermindert, indem man die Substanzen wiederholt entweder durch Spritzen unter die Haut oder durch Tropfen unter die Zunge verabreicht.
- Einige Verfahren der Komplementärmedizin wie Entspannungsübungen, Akupunktur und Atemtherapie sowie eine Psychotherapie können die gängige Behandlung von Allergien sinnvoll ergänzen.

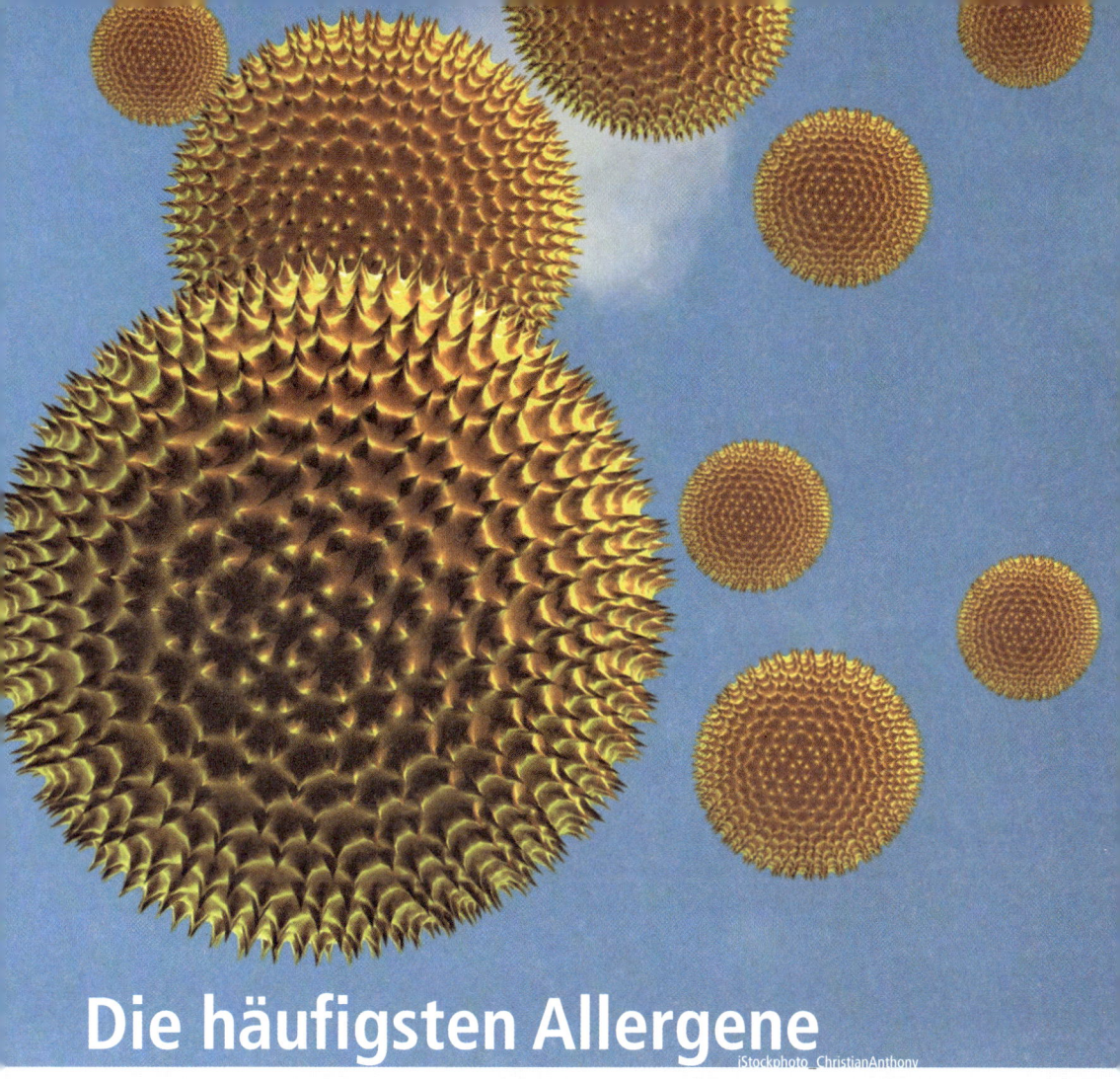

Die häufigsten Allergene

Ob durch Einatmen, Schlucken oder Berühren – erfahren Sie, wie allergieauslösende Substanzen in den Körper gelangen und was Sie selbst tun können, um Ihre persönliche Beeinträchtigung möglichst gering zu halten.

Pollen

Für jeden fünften Österreicher ist der Frühling nicht die schönste Zeit des Jahres, sondern die Saison von Heuschnupfen und allergischem Asthma. Immerhin, Pollenallergiker leiden nicht das ganze Jahr über, aber: Etwa die Hälfte aller Allergiker reagiert überempfindlich auf Pollen. Vor allem Pflanzen, die durch den Wind bestäubt werden, bilden in ihrer Blühperiode große Mengen an Blütenstaub und setzen ihn in die Luft frei. Dadurch gelangen die Pollenkörner auf die Schleimhäute der Augen und der Atemwege.

Erste Hinweise auf die Auslöser gibt der Zeitraum, in dem die Beschwerden auftreten. Man unterscheidet Frühblüher (Jänner bis April), Mittelblüher (Mai bis Juli) und Spätblüher (August bis September). Ein Pollenkalender kann hilfreich sein, er ist jedoch niemals exakt, da er von etlichen Faktoren beeinflusst wird. So sind etwa, wenn es bis in den April hinein schneit, kaum Birken-, Erlen- und Haselpollen in der Luft vorhanden. Über einer Großstadt wie Wien zirkuliert oft deutlich mehr Blütenstaub als in vielen kleineren Städten. Gräserpollenallergikern muss man von einem frühsommerlichen Radausflug z.B. auf die Wiener Donauinsel abraten, denn der durch die lokalen geografischen Gegebenheiten entstehende Düseneffekt wirbelt dort die Gräserpollen besonders stark auf.

Pollenflug wird von vielen Faktoren beeinflusst

Baumpollen

Obwohl die Luft in unseren Breitengraden teilweise mit sehr hohen Konzentrationen von Nadelbaumpollen belastet ist, sind diese weniger aggressiv und daher allergologisch von geringer Bedeutung. Als Auslöser von saisonalen Baumpollenallergien kommen vor allem durch den Wind bestäubte Laubbäume in Betracht. Sie gehören zu den Früh- bis Mittelblühern, wobei die Pollenbelastung regional und zyklisch stark schwankt – sie ist also nicht nur von Gebiet zu Gebiet unterschiedlich, sondern auch von Jahr zu Jahr.

Allergologen sehen darin einen der Gründe, weshalb beim Gros der Patienten vom Beginn der Erkrankung bis zur Diagnosestellung sechs bis neun Jahre vergehen: Man „schwindelt" sich mit rezeptfreien Medi-

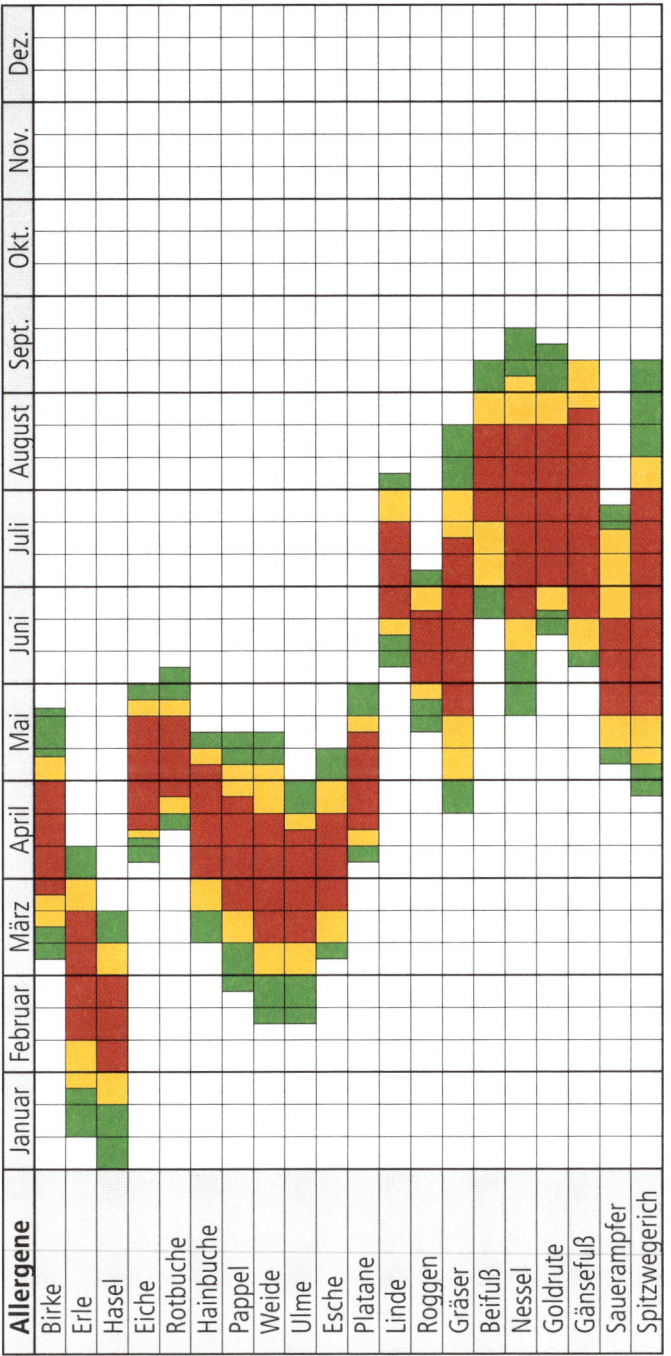

Bitte beachten Sie, dass der Pollenflug von vielen Faktoren wie geografischer Lage, Höhenlage, Wind, Wetter und lokalen Besonderheiten beeinflusst wird. Deshalb kann die tatsächliche Pollenbelastung von den Richtwerten in der Tabelle manchmal erheblich abweichen.
Belastung: ■ stark; ■ mäßig; ■ sporadisch. Den aktuellen Pollenflug für Ihr Wohngebiet erfahren Sie bei den österreichischen Pollenwarndiensten (z.B. www.pollenwarndienst.at, weitere Adressen im Serviceteil, ▶ Seite 135).

kamenten oder den Antihistaminika eines Freundes über schwache Saisonen hinweg, anstatt sich bei einem allergologisch tätigen Facharzt austesten zu lassen und eine zielführende Therapie einzuleiten.

Ein Krankheitsbild aber, das sich bereits über einen längeren Zeitraum manifestiert hat, ist ungleich schwieriger zu behandeln. Und eine Pollenallergie sollte unbedingt behandelt werden, da der Heuschnupfen sich als allergisches Asthma auf die Bronchien ausbreiten kann und sich häufig Kreuzallergien sowie pollenassoziierte Nahrungsmittelallergien entwickeln.

Birke

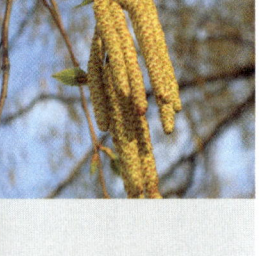

- Lateinischer Name: Betula sp.
- In Österreich der Baum mit der höchsten Sensibilisierungsrate
- Wächst in Laub- und Mischwäldern, Heidelandschaften, Gärten, Parks und Alleen
- Blütezeit: April bis Mai
- Pollengröße: 15 bis 30 Mikrometer

Gemeine Hasel

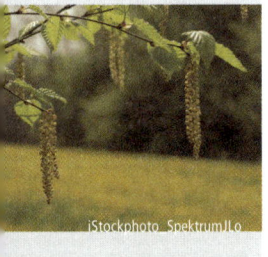

iStockphoto_SpektrumJLo

- Lateinischer Name: Corylus avellana
- Zweithäufigster Verursacher von Baumpollenallergien, Kreuzreaktion bei Birkenpollenallergie
- Wächst im Unterholz von Laubwäldern oder als Gebüsch an Wegrändern
- Blütezeit: Jänner bis März
- Pollengröße: 20 bis 30 Mikrometer

Eiche

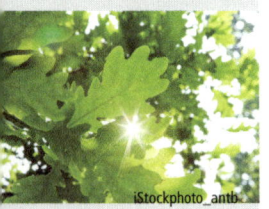

iStockphoto_antb

- Lateinischer Name: Quercus sp.
- Mäßige Bedeutung als Allergieauslöser, Kreuzreaktion nur bei sehr starker Birkenpollenallergie
- Häufigste Baumgattung in Laub- und Mischwäldern
- Blütezeit: April bis Mai
- Pollengröße: 15 bis 40 Mikrometer

Kreuzallergien

Von einer Kreuzallergie oder Kreuzreaktion spricht man, wenn die IgE-Antikörper, die als Gegenstücke zu einem bestimmten Allergen gebildet wurden, auch andere Allergene erkennen und mit ihnen reagieren. Etwa löst bei Birkenpollenallergikern oft auch der Blütenstaub von verwandten Baumarten wie der Hasel oder der Erle, selten auch Buche oder Eiche, Beschwerden aus.

Erle

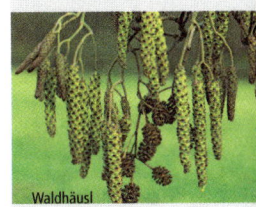

Waldhäusl

- Lateinischer Name: Alnus sp.
- Mittlere Bedeutung als Allergieauslöser, Kreuzreaktion bei Birkenpollenallergie
- Wächst oft an Fluss- und Seeufern
- Blütezeit: Februar bis April
- Pollengröße: 15 bis 35 Mikrometer

Pappel

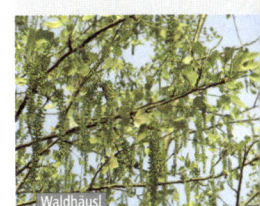

Waldhäusl

- Lateinischer Name: Populus sp.
- Mäßige Bedeutung als Allergieauslöser (die auffallenden, als „Pappelwatte" bezeichneten Samen sind keine Allergene, treten aber gleichzeitig zur Gräserblüte auf)
- Wächst in Auwäldern, beliebter Alleebaum
- Blütezeit: März bis April
- Pollengröße: 25 bis 30 Mikrometer

Pollenassoziierte Nahrungsmittelallergie

Auch dieser Begriff wird häufig im Zusammenhang mit Kreuzreaktionen zwischen Pollen und bestimmten Lebensmitteln verwendet. Die viel häufigere pollenassoziierte (auch sekundäre oder abgeleitete) verläuft deutlich milder als die seltene primäre (echte) Nahrungsmittelallergie z.B. auf Erdnuss, Hühnereiweiß oder Milch. Eine Ausnahme ist die Kreuzreaktion auf Soja bei Birkenpollenallergie, die auch schwerere Symptome auslösen kann. Mögliche Anzeichen sind ein Brennen im Mund, ein Taubheitsgefühl an den Lippen, eine Schwellung der Zunge oder des Kehlkopfes, die Atemnot verursachen kann, oder ein Hautausschlag.

Orales Allergiesyndrom (OAS)

Wenn mit der pollenproduzierenden Pflanzenart mehr oder weniger verwandte Nahrungsmittel Symptome an der Mundschleimhaut oder im Magen-Darm-Trakt hervorrufen, spricht man vom oralen Allergiesyndrom. So hat beispielsweise zirka die Hälfte der Birkenpollenallergiker Probleme beim Essen von Äpfeln. Wie stark eine solche Kreuzreaktion ausfällt, hängt unter anderem von der Sorte, dem Reifegrad und der Zubereitungsart ab. Grundsätzlich rufen modernere Apfelsorten (z.B. Granny Smith, Pink Lady) eher Allergien hervor als rote, ältere (z.B. Boskop). Da das Allergen durch Hitze zerstörbar ist, werden Apfelmus und -kompott sowie pasteurisierter Apfelsaft besser vertragen als rohe Äpfel.

Gräserpollen

Die Pflanzenfamilie der Süßgräser ist die weltweit häufigste Ursache einer Pollenallergie. Ihre Vertreter blühen von Früh- bis Spätsommer und werden vom Wind bestäubt. Charakteristisch sind ausgeprägte Kreuzallergien untereinander, meist leiden die Patienten an einer generalisierten Allergie gegen sämtliche Süßgräser, zu welchen auch die Getreidearten gehören.

Hier ist besonders der Roggenpollen von allergologischer Bedeutung. Eine Roggenähre produziert rund fünf Millionen Pollenkörner, die der Wind viele Kilometer weit verfrachtet. An trockenen, heißen Mai- und Junitagen ist die Belastung am größten. Auf dem Land zählt man morgens und spätnachmittags die höchste Pollenzahl, in der Stadt mittags und abends – wegen des Transportweges zeitlich versetzt. Hier einige Süßgräserarten mit besonders hoher Allergenpotenz:

Roggen

Waldhäusl

- Lateinischer Name: Secale cereale
- In den gemäßigten Breiten weit verbreitete Getreideart
- Blütezeit: Mai bis Juni
- Pollengröße: 50 bis 65 Mikrometer

Knäuelgras

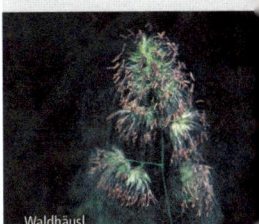

- Lateinischer Name: Dactylis glomerata
- Sehr häufiges Gras auf Wiesen, Weiden und an Waldrändern, das sich durch seine charakteristischen Blüten leicht von anderen Gräsern unterscheiden lässt
- Blütezeit: Mai bis Juni
- Pollengröße: 20 bis 45 Mikrometer

Wiesenlieschgras

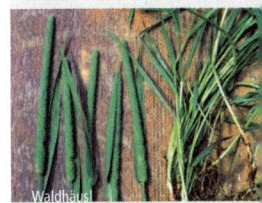

- Lateinischer Name: Phleum pratense
- Wächst auf Wiesen, Weiden und an Wegrändern, wird häufig als Parkrasen kultiviert; im Handel auch als Katzen- oder Vogelgras erhältlich
- Blütezeit: Mai bis September
- Pollengröße: 30 bis 45 Mikrometer

Kräuterpollen

Die dritte große Gruppe von Pollenallergenen stammt von windbestäubenden, krautigen Samenpflanzen, die als „Unkräuter" auf Feldern, in Gärten und im Grünland wachsen. Sie sind typische Kulturfolger, deren Ausbreitung durch menschliche Eingriffe in die Natur gefördert wurde oder wird. Zu diesen Allergieauslösern zählen beispielsweise Sauerampfer, Wegerich, Brennnessel und Gänsefuß. Die Kräuter mit der höchsten allergischen Potenz sind jedoch:

Beifuß

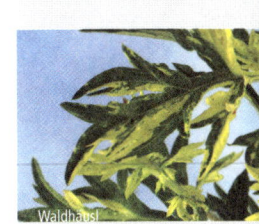

- Lateinischer Name: Artemisia vulgaris
- Typisches Ackerunkraut auf nährstoffreichen Böden, bevorzugt auch Ruderalfluren wie Brachflächen, Bahndämme, Schuttplätze
- Blütezeit: Juli bis September
- Pollengröße: 20 bis 25 Mikrometer

Beifußblättriges Traubenkraut oder Ragweed

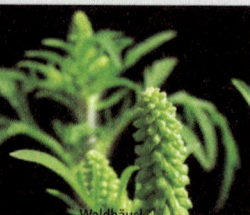
Waldhäusl 1

- Lateinischer Name: Ambrosia artemisiifolia
- Sehr starker Allergieauslöser
- Aus Nordamerika stammendes Unkraut, das sich zunehmend auch in Europa ausbreitet; Haupteinfuhrweg ist mit Ambrosia-Samen verunreinigtes Vogelfutter
- Blütezeit: August bis Oktober
- Pollengröße: 15 bis 20 Mikrometer

Ratschläge für Pollenallergiker

- Lassen Sie sich so früh wie möglich behandeln und nehmen Sie Ihre vorbeugenden bzw. lindernden Medikamente rechtzeitig und genau nach ärztlicher Anweisung ein.
- Obwohl Pollenkörner bis zu 400 Kilometer weit verweht werden und man ihnen schwer entkommen kann, sollten Sie trotzdem einen großen Bogen um blühende Felder machen. Denn in der Regel sind die Krankheitssymptome umso ausgeprägter, je höher die Pollenkonzentration ist.

Pollenflugarme Tageszeiten für Aktivitäten im Freien nützen

- Nutzen Sie pollenflugarme Tageszeiten für Ihre körperlichen Aktivitäten im Freien. Günstig sind am ehesten die Abend-stunden, ungünstig der Morgen und der Nachmittag.
- Schlafen Sie bei geschlossenen Fenstern und lüften Sie zu pollenflugarmen Tageszeiten. Ziehen Sie sich außerhalb des Schlafzimmers aus, da die Pollen auch an der Kleidung haften. Auch das Waschen der Haare vor dem Zubettgehen kann die Gefahr von nächtlichen Niesattacken verringern.
- Nach Gewittern und kurzen Regenschauern ist der Pollen-gehalt der Luft oft besonders hoch. Länger anhaltender Regen aber reduziert die Belastung. Ein verregneter Tag ist für Pollenallergiker also die beste Zeit für einen Spazier-gang. Der Wald eignet sich wegen seiner Filterwirkung übrigens besser für Ausflüge in die Natur als Feldwege oder freies Gebiet.

- Niesanfälle am Steuer eines Fahrzeuges können lebensgefährlich sein. Rüsten Sie die Lüftung Ihres Autos daher mit Pollenfiltern aus und warten Sie diese regelmäßig, damit sie sich nicht in „Pollenschleudern" verwandeln. Pollenallergiker unter den Bikern und Radfahrern sollten während der Blühzeiten auf Ausfahrten generell verzichten.
- Auch im Freien getrocknete Wäschestücke und Felltiere sind Pollen-transporteure. Verzichten Sie deshalb als Allergiker besser auf Haustiere und trocknen Sie Ihre Wäsche in Innenräumen oder im Wäschetrockner. Das Rasenmähen sollten Sie am besten anderen überlassen.
- Machen Sie Urlaub in Küstengebieten, in welchen der Wind hauptsächlich vom Meer her weht (z.B. Nordsee). Auch im Hochgebirge über 2.000 Meter ist die Luft praktisch allergenfrei. Beachten Sie bei Ihren Reiseplänen die unterschiedlichen Pollenflugzeiten: Im Süden blühen die Pflanzen früher, im Norden oder in etwas höher gelegenen Gebieten später. Die Unterschiede können bis zu zwei Monate betragen. Eschenpollenallergiker müssen sich wegen möglicher Kreuzreaktionen vor blühenden Olivenbäumen in den Mittelmeerländern von Februar bis Juni in Acht nehmen.

  Gut für Allergiker: Urlaub in Küstengebieten und im Hochgebirge

- Genießen Sie Ihnen unbekanntes, rohes Obst und Gemüse mit Vorsicht. Wenn Sie Beschwerden im Zusammenhang mit Lebensmitteln bemerken oder einen konkreten Verdacht haben, sprechen Sie mit Ihrem Arzt.

Aggressivere Pollen durch bodennahes Ozon

Bodennahes Ozon, das besonders in den Sommermonaten bei starker Sonneneinstrahlung vor allem aus den Stickstoffoxiden der Autoabgase entsteht, reizt die Atemwege, führt zu Entzündungsprozessen in den Schleimhäuten und kann die Lungenfunktion verschlechtern. Als wäre diese Gesundheitsbeeinträchtigung nicht schon schlimm genug, hat bodennahes Ozon auch eine direkte Wirkung auf Pollen: Es macht sie aggressiver, weil sich einzelne Ozonmoleküle an die Oberfläche der Pollen anheften. Das Einatmen dieses gefährlichen Gemisches ist für Pollenallergiker also gleich doppelt schädlich, denn es verstärkt die allergischen Beschwerden. Beachten Sie daher auch die Vorhersagen zur Ozonbelastung und verzichten Sie gegebenenfalls auf Aktivitäten im Freien.

- Halten Sie außerdem Ihre Schleimhäute feucht, indem Sie viel Wasser trinken oder befeuchtende Koch- oder Meersalz-Nasensprays anwenden.
- Verzichten Sie sowohl aktiv als auch passiv auf das Einatmen von Zigarettenrauch, denn er kann Allergien auslösen sowie bestehende Beschwerden verschlimmern. Weil Alkohol durch seine gefäßerweiternde Wirkung die Nasenschleimhaut durchlässiger für Allergene macht, sollten Sie besser keine alkoholischen Getränke zu sich nehmen.

Kreuzreaktionen bei Pollenallergikern

Primäre Allergie	Mögliche Nahrungsmittelallergie
Baumpollen wie Birke, Erle und Hasel	**Häufig (nur im rohen Zustand).** Nüsse wie Haselnuss, Walnuss, Paranuss, Mandel. Stein- und Kernobst wie Apfel, Birne, Kiwi, Kirsche, Marille, Nektarine, Pfirsich, Zwetschke. **Achtung.** Schwere Reaktionen auf Soja möglich. **Seltener (nur im rohen Zustand).** Gemüse wie Sellerie, Karotte, rohe Kartoffeln, Fenchel. Gewürze wie Anis, Curry, Paprika.
Beifußpollen	Obst wie Mango. Gemüse wie Artischocke, Fenchel, Karotte, Paprika, Sellerie. Küchenkräuter und Gewürze wie Anis, Basilikum, Curry, Dill, Estragon, Kümmel, Koriander, Majoran, Muskatnuss, Oregano, Paprika, Petersilie, Pfeffer, Wermut. Sonnenblumenkerne. Blütenhonig.

Tierallergene

Fließen beim Herumtollen und Schmusen mit einem vierbeinigen Gefährten Tränen, trieft die Nase, bekommt man schwer Luft oder tritt ein Hautausschlag auf, dann ist möglicherweise eine Sensibilisierung auf die Proteine des Haustieres die Ursache. Die allergieerzeugenden Eiweißstoffe sind in Hautschuppen, Talg, Speichel und den Ausscheidungen des

Tieres enthalten, verteilen sich im Fell und werden unter anderem über die Haare in der Luft verbreitet. Tierallergene heften sich aber auch an kleine Staubpartikel, schweben lange in der Atemluft und reizen kontinuierlich die Augen, die Nase und die Bronchien.

Die in Europa bei weitem häufigste Säugetierallergie geht von der Hauskatze aus: Mehr als die Hälfte aller Allergiker auf Haustiere ist gegen sie sensibilisiert. Doch selbst wenn die Betroffenen sich schweren Herzens von ihrem Stubentiger trennen, lassen sich die äußerst aggressiven Allergene noch bis zu einem halben Jahr lang in der Wohnung nachweisen. Außerdem sind sie auch an Orten zu finden, an denen sich niemals eine Katze aufgehalten hat. Mit der Kleidung ihres Besitzers gelangen sie in öffentliche Verkehrsmittel, Kindergärten, Schulen und auf Kinositze. Die missliche Lage wird noch durch stark ausgeprägte Kreuzallergien zwischen Haus- und Wildkatzen verstärkt. Mittlerweile sind acht Katzenallergene bekannt, auf die ein einmal Sensibilisierter reagieren kann. Die gute Nachricht: Wer auf ein bestimmtes Tier, z.B. eine Perserkatze, allergisch reagiert, muss nicht auf alle anderen Katzen allergisch reagieren und selbst nicht auf alle anderen Perserkatzen. Denn die Allergenproduktion ist von Tier zu Tier individuell unterschiedlich. Sogenannte hypoallergene Katzenrassen, die um teures Geld angeboten werden, sind keineswegs frei von Allergenen. Im Übrigen treten Katzenallergien etwa gleich häufig bei Katzenhaltern und Personen, die keine Katzen besitzen, auf.

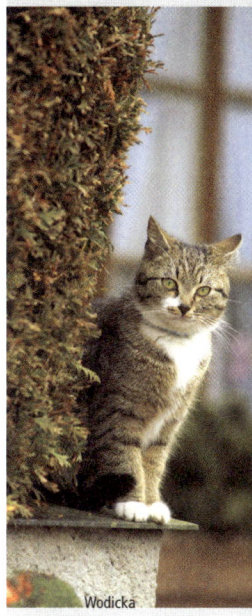

Wodicka

Viele Menschen sind auf Katzen allergisch

Grundsätzlich weniger dramatisch wirkt sich die Hundehaltung aus. Zirka ein Viertel aller Haustierallergiker ist sensibilisiert, Kreuzallergien auf andere Säugetiere sind typisch. Die meisten Hundeallergiker sind aktuelle oder ehemalige Hundehalter. Auch hier hält sich das Gerücht, bestimmte Rassen, etwa der Labradoodle (eine Mischung aus Labrador und Pudel), würden keine Allergien auslösen. Alle einschlägigen Studien haben allerdings übereinstimmend ergeben, dass es keine konsistenten Unterschiede im Allergengehalt verschiedener Hunderassen gibt, jedoch erhebliche individuelle Schwankungen zwischen einzelnen Tieren bestehen.

Prinzipiell ist bei Felltieren die Haarlänge nicht ausschlaggebend für die allergene Potenz. Bei Hunderassen, die kaum Unterwolle besitzen und daher nur wenig haaren (z.B. Malteser oder Havaneser), werden die Allergene möglicherweise weniger stark verbreitet. Unter den Nagern

Tipp

Da werdende Mütter wegen der Hormonumstellung anfälliger für allergische Reaktionen sind, sollten sich Schwangere und Stillende mit Allergie-
neigung kein neues Haustier zulegen.

jedenfalls sind Kaninchen und Meerschweinchen die häufigsten Allergieauslöser, und zu den aus allergologischer Sicht bedeutsamen Vögeln
zählen Wellensittiche, Papageien und Tauben, wobei die Allergene sich in
den Exkrementen und an den Federn befinden und Kreuzreaktionen auf
Eier auftreten können.

Haustier weg – Allergie weg?

Hat ein Facharzt die Katze, das Meerschweinchen oder den Pudel als
Auslöser der Beschwerden identifiziert, muss das Unvermeidliche folgen:
die Trennung vom geliebten Hausgenossen. Das ist freilich leichter gesagt
als getan. Trotzdem können wir Ihnen nur raten, die Vernunft siegen zu
lassen, denn aus dem lästigen Heuschnupfen kann sich schnell chroni-
sches Asthma bronchiale entwickeln.

In einem nächsten Schritt sollten Sie Polstermöbel, Teppiche, Tapeten
und Matratzen mit speziellen, im Sanitätsfachhandel erhältlichen Rei-
nigungsmitteln behandeln. Lüften und saugen Sie Ihre Wohnung so
gut wie möglich. Denken Sie beim Sanieren auch an Tierfelle, Jacken-
futter und Pelzspieltiere und entfernen Sie diese gegebenenfalls. Auch
Daunendecken und Rosshaarmatratzen sollten Sie durch Produkte aus
allergieneutralen Materialien ersetzen. Da Tierallergene sich für Monate
im Hausstaub und an Kleidungsstücken festsetzen, reicht meist eine
einmalige Reinigungsaktion nicht aus. Bleiben Sie dennoch konsequent
und rechnen Sie damit, dass sich Ihre Symptome erst nach längerer Zeit
verbessern.

Außerdem sollten Sie wirksame Medikamente für den Fall bereithalten,
dass Sie unvorhergesehen Kontakt mit der allergieauslösenden Tierart
haben. Wenn Sie als Katzenallergiker beispielsweise Freunde besuchen,
die eine Katze haben, nehmen Sie die Mittel schon vorbeugend ein.

Haustier trotz Allergie?

Falls Sie es gar nicht übers Herz bringen, sich von Ihrem vierbeinigen Liebling zu trennen, sollten Sie folgende Maßnahmen umsetzen:

• Verwenden Sie Staubsauger mit HEPA-Filtern und wischen Sie Böden häufig nass auf.
• Lassen Sie das Tier nicht ins Schlafzimmer, lassen Sie sich auch nicht von ihm ablecken und waschen Sie sich nach dem Kontakt gründlich die Hände.
• Baden Sie das Tier regelmäßig, am besten täglich, und tragen Sie dabei Schutzhandschuhe.
• Waschen Sie Kleidung, Bettwäsche, Kissen und Decken häufig bei mindestens 60 Grad Celsius.

Ein Urlaub auf dem Bauernhof ist für Tierallergiker selbstverständlich nicht ratsam. Und schaffen Sie sich auch kein „Ersatztier" an, denn meist ist es nur eine Frage der Zeit, bis sich eine Allergie auch auf die neue Tierart entwickelt.

Hausstaubmilben

Die über 12.000 bekannten, weltweit verbreiteten Milbenarten gehören zu den Spinnentieren. Darunter haben die europäische und die amerikanische Hausstaubmilbe die mit Abstand größte allergologische Bedeutung. Zwar sind die etwa 0,3 Millimeter großen, durchsichtigen Tiere mit bloßem Auge gerade nicht sichtbar, sie leben aber zu Tausenden in praktisch jedem Haushalt. Sie besiedeln Matratzen, Bettzeug, Polstermöbel, Teppiche und Textilien und ernähren sich von menschlichen und tierischen Hautschüppchen oder Schimmelpilzen.

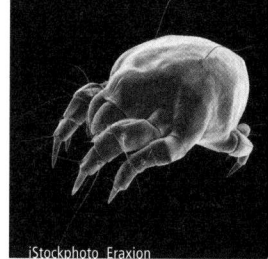
iStockphoto_Eraxion

Nicht die Milben selbst rufen Beschwerden hervor. Es sind die Eiweißstoffe in ihren Ausscheidungen, die besonders in der kalten Jahreszeit durch Luftzirkulation beim Heizen ständig aufgewirbelt werden und so an die Schleimhäute unserer Atemwege gelangen. Nicht nur zu leichte Bekleidung und Erkältungsviren lassen also im Herbst den Taschentuchverbrauch ansteigen, sondern bei rund 700.000 Österreichern auch der Kot der winzigen achtbeinigen Zeckenverwandten.

Gerötete Augen, verstopfte Nase, Kurzatmigkeit – die Symptome einer Hausstaubmilbenallergie ähneln jenen eines grippalen Infektes und werden deshalb leicht mit einer Verkühlung verwechselt. Auch wenn die Augen ständig jucken, die Nasenatmung langfristig behindert ist und die Schleimhäute sich trocken anfühlen, empfinden viele Betroffene ihre Beschwerden subjektiv nicht als Allergie. Das ist besonders problematisch, denn unbehandelt verlagert sich der entzündliche Prozess oft in Richtung Lunge, wo er noch mehr Schaden anrichten kann: 25 Prozent aller Hausstaubmilben-Allergiker sind asthmakrank.

Die Behandlung beginnt im Bett

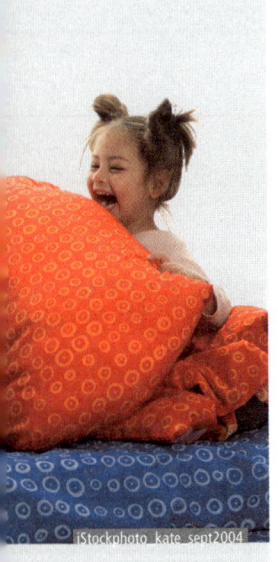

iStockphoto_kate_sept2004

Da wir Nacht für Nacht unsere Schlafstätte mit Tausenden von Milben teilen, sollten die ersten Maßnahmen dort ansetzen. Sogenannte Encasings, Zwischenbezüge mit allergenundurchlässigen Spezialmembranen, hüllen die Matratzen komplett ein. Wichtig ist, dass Sie nicht nur Ihre eigene Matratze damit überziehen, sondern allenfalls auch die Ihres Partners.

Leider müssen Sie beim Kauf der hochwertigen Produkte tief in die Tasche greifen. Aber es kann sich lohnen: Wissenschaftliche Studien bestätigen die Wirksamkeit von Encasings – die Beschwerden vieler Patienten werden dadurch gelindert. Von Billigware auf diesem Sektor sollten Sie jedoch die Finger lassen, denn sie bietet mehrheitlich keine ausreichende Barriere für die Milbenexkremente.

Für einen erfolgreichen Kampf gegen die lästigen Bettgenossen ist es außerdem notwendig, Bettdecken und Kopfpolster mit Encasings zu versehen. Waren Federn und Daunen für Hausstaubmilbenallergiker lange Zeit tabu, gibt es inzwischen Entwarnung. Wollen Sie auf Nummer sicher gehen, achten Sie beim Deckenkauf auf das NOMITE-Zeichen. Es garantiert, dass das Inlett so dicht gewebt ist, dass weder Milben noch Hautschuppen zwischen die Federn schlüpfen können. Oder Sie greifen auf Kissen und Tuchenten aus synthetischen Materialien zurück, die bei 60 Grad Celsius waschbar sind. Apropos Waschen: Überziehen Sie die Betten möglichst jede Woche frisch. Encasings sollten bei jedem Bettzeugwechsel feucht abgewischt und alle sechs Monate, Kissen und

Decken alle drei Monate gewaschen werden. Wichtig ist es, diese danach zu trocknen, um die Milben sicher abzutöten und Schimmelpilzbildung vorzubeugen. Und das Kuscheltier Ihres Kindes kommt, falls es die hohe Temperatur in der Waschmaschine nicht aushält, am besten für 48 Stunden ins Tiefkühlfach, um den Milben den Garaus zu machen.

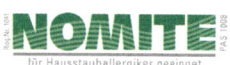

Bedauerlicherweise reicht zur nachhaltigen Milderung der Symptome die alleinige Verwendung von Zwischenbezügen meist nicht aus, nur ein Bündel vieler Maßnahmen bringt den gewünschten Effekt:

Decken mit diesem Zeichen sind für Hausstaubmilben-allergiker geeignet

- Die relative Luftfeuchtigkeit sollte nicht mehr als 50 Prozent betragen. Das erreichen Sie am besten mit häufigem Stoßlüften (mehrmals täglich fünf bis zehn Minuten Fenster weit öffnen).
- Ein Gramm Hausstaub enthält rund 1.000 Milben und an die 25.000 Kotbällchen. Aus diesem Grund wird verständlich, dass alle Staubfänger wie offene Bücherregale, schwere Vorhänge und hochflorige Teppiche aus dem Schlafzimmer wegmüssen. Wenn Sie einen Umbau oder Wohnungswechsel planen, ersetzen Sie Spannteppiche durch feucht abwaschbare Bodenbeläge.
- Wechseln Sie außerdem staubige Kleidung oder Schuhe nie im Schlafzimmer.
- Rüsten Sie den Staubsauger mit speziellen Filtern aus (HEPA-Filter).
- Weil Topfpflanzen und Haustiere die Milbenvermehrung fördern, gehören sie nicht ins Schlafzimmer.
- Sollte der genannte Maßnahmenkomplex innerhalb von sechs Monaten nicht zu einer eindeutigen Besserung der Beschwerden führen, wenden Sie sich an ein fachärztliches Allergieinstitut. Dort wird man Sie über eine eventuell angezeigte spezifische Immuntherapie beraten.

Staubfänger aus dem Schlafzimmer entfernen

HEPA-Filter

HEPA-Filter (high-efficiency particulate air filter) sind Schwebstofffilter, die auch besonders kleine Staubpartikel wie Pollen und Hausstaubmilbenkot im Staubsauger zurückhalten. Sie sind für Allergiker besonders wichtig, man kann auch ältere Geräte damit aufrüsten. Manche hochwertigen Staubsauger erzielen jedoch auch ohne HEPA-Filter ein sehr gutes Staubrückhaltevermögen.

Aussichtsloser Kampf?

Dänische Forscher kamen in einer Studie zu dem Ergebnis, dass weder spezielle Matratzenbezüge noch sündteure Staubsauger, die manche Vertreter ihren Kunden aufschwatzen, Hausstaubmilbenallergene stark genug reduzieren, um das Leiden von Asthmapatienten zu verringern. Tatsächlich können die Allergene durch keine dieser Maßnahmen vollständig beseitigt werden, und selbst eine kleine verbleibende Menge kann einen Asthmaanfall auslösen.

Dennoch vertreten wir wie viele Allergologen die Ansicht, dass die Milbenreduktion zweckmäßig ist – für Patienten, die noch nicht an Asthma leiden oder auf Hausstaubmilben nur sensibilisiert sind. Die Maßnahmen können verhindern, dass die allergische Erkrankung auf die Lunge übergreift, oder dies zumindest hinauszögern.

Allerdings raten wir von der Verwendung chemischer Milbensprays ab. Ihre Wirkung ist nicht ausreichend belegt, die Milben ziehen sich lediglich in tiefere Regionen der Polster oder Matratzen zurück. Obendrein beeinträchtigen manche Wirkstoffe möglicherweise die Gesundheit.

Hausstaubmilben reduzieren macht Sinn

Kreuzreaktionen bei Hausstaubmilbenallergikern

Manche Menschen mit einer Hausstaubmilbenallergie können auch empfindlich auf Krabben, Garnelen, Hummer, Scampi, Krebse, Muscheln, Austern und Schnecken reagieren.

Schimmelpilze

Der Begriff Schimmelpilze stellt in der Biologie keine systematische Einheit dar. Man fasst damit Arten von Pilzen zusammen, die einen flockigen Belag oder feinen Rasen bilden. Ihr Aussehen kann sehr verschieden sein, von weißlich über blau-grün, gelb, rötlich bis hin zu schwarz. Gemeinsam ist allen Schimmelpilzen ihr unscheinbares Dasein als Fäulnisbewohner: Sie bauen in der Natur tote organische Substanz wie etwa Laub und anderes Abgestorbenes zu anorganischem Material ab und führen es wieder dem Stoffkreislauf zu. Zu ihrer Vermehrung bilden Schimmelpilze Sporen, die durch die Luft verbreitet werden. Damit sind wir je nach Jahreszeit und Witterung ununterbrochen unterschiedlichen Konzentrationen an allergenen Partikelchen ausgesetzt.

Schimmel kann aber auch in Innenräumen entstehen. Baumängel, nicht ausreichendes oder falsches Lüften und Heizen sowie die Feuchtigkeitsentwicklung beim Duschen, Kochen und Wäschetrocknen begünstigen das Wachstum. Während die Allergie gegen Schimmelpilze im Freien (z.B. Alternaria, Cladosporium) häufig auftritt, macht die Allergie gegen Schimmelpilze im Innenraum (z.B. Aspergillus, Penicillium) nur sehr selten Probleme. Hier einige Schimmelpilzarten und ihre Verbreitung:

Schimmelpilze sind praktisch überall

Art	Vorkommen
Alternaria alternata (Schwärzeschimmel)	Laub, verfaulte Pflanzen, Erde, Topfpflanzen, Mehl, Obst, Gemüse, Textilien, Mauerwerk, v.a. im Freien, typischerweise bei feuchtschwülem Wetter
Aspergillus fumigatus (Gießkannenschimmel)	Getreide, Heu, Blumenerde, Lebensmittel (z.B. Marmelade, Früchte, Nüsse, Brot), Holz, Papier, Tapeten, Textilien, Badezimmer, v.a. in Innenräumen
Cladosporium herbarum	Laub, verfaulte Pflanzen, Getreide, Lebensmittel, Textilien, schlecht gereinigte Kühlschränke, Möbel, Mauerwerk, v.a. im Freien
Penicillium (Pinselschimmel)	Nahrungsmittel, absterbende Pflanzenteile, Papier, feuchte Wände, v.a. in Innenräumen

iStockphoto_Gueholl

Schimmelfeindliches Wohnklima schaffen

Auch bei Schimmelpilzallergikern steht die Verringerung der Allergenbelastung im Vordergrund: Durchforsten Sie Ihre Wohnung nach Schimmelpilzherden. Zu ihrer Entfernung werden im Handel unterschiedliche

So minimieren Sie den Allergenkontakt in Ihrem Wohnbereich

Dachboden
- Vermeiden Sie Staubfänger am Dachboden. Lassen Sie Textilien, Bücher und Stofftiere nicht frei herumliegen.
- Bewahren Sie Gegenstände in Schränken oder Kartons auf.
- Tragen Sie als Schimmelpilz- oder Hausstaubmilben-Allergiker am Dachboden eine Schutzmaske (FFP2) aus dem Sanitätsfachgeschäft.

Schlafzimmer
- Achten Sie auf eine Raumtemperatur von maximal 20 Grad Celsius und eine relative Luftfeuchtigkeit nicht über 50 Prozent.
- Lüften Sie mehrmals täglich für fünf bis zehn Minuten und verwenden Sie auch bei Belüftungssystemen spezielle HEPA-Filter.
- Wechseln Sie Ihre Bettüberzüge einmal wöchentlich.
- Hüllen Sie als Milbenallergiker Ihre Matratzen und Kopfpolster mit Encasings ein.
- Benutzen Sie Kissen und Decken aus synthetischem Material und waschen Sie die Teile alle 3 Monate bei mindestens 60 Grad Celsius.
- Entfernen oder minimieren Sie Teppiche, schwere Vorhänge, Polstermöbel und offene Bücherregale.
- Ziehen Sie sich in einem anderen Raum an und aus.
- Beschränken Sie den Zutritt für Haustiere und stellen Sie Topfpflanzen in andere Zimmer.

iStockphoto_klosfoto

Schimmelpilzbefall im Wohnraum ist problematisch

Kinderzimmer
- Mehrmals täglich stoßlüften sorgt für ein gutes Raumklima.
- Reduzieren Sie Staubfänger auf ein Mindestmaß.
- Tauschen Sie den Spannteppich gegen einen leicht zu reinigenden, glatten Bodenbelag.
- Waschen Sie Plüschtiere monatlich bei mindestens 60 Grad Celsius oder frieren Sie sie für 48 Stunden ein.
- Darüber hinaus gelten dieselben Richtlinien wie fürs Schlafzimmer von Milben-, Schimmelpilz- und Tierallergikern.

Wohnzimmer
- Auch das Wohnzimmer eines Allergiker-Haushaltes sollte so wenig Staubfänger wie möglich aufweisen.
- Achten Sie bei Zimmerpflanzen auf Schimmelbildung in der Blumenerde.

- Bevorzugen Sie bei der Neueinrichtung ein Sofa mit feucht abwaschbarem Bezug und einen glatten Fußbodenbelag.
- Um eine gute Luftzirkulation zu gewährleisten, stellen Sie Möbelstücke möglichst nicht direkt an die Wand.
- Reinigen Sie vor der Heizperiode sorgfältig die Heizkörper.
- Günstig ist zweimal wöchentliches Staubwischen und Saugen. Verwenden Sie Staubtücher aus Mikrofaser oder wischen Sie die Möbel feucht ab und rüsten Sie Ihren Staubsauger mit einem HEPA-Filter aus.
- Überlassen Sie als Allergiker den Hausputz möglichst anderen Personen.

Badezimmer
- Lüften Sie nach dem Duschen oder leiten Sie die Feuchtigkeit mit einem Ventilationssystem ab.
- Entfernen Sie übrige Nässe mit einem Tuch oder Schwamm.
- Verzichten Sie auf Teppiche im Badezimmer.
- Waschen Sie Badematten regelmäßig.
- Reinigen Sie Oberflächen, die von Schimmel befallen sind, mit Fungiziden (pilztötenden Mitteln).

Küche
- Sorgen Sie für gute Belüftung.
- Lagern Sie Obst und Gemüse im Kühlschrank.
- Lassen Sie Küchenabfälle nicht offen liegen und entleeren Sie Ihren Biokübel zweimal wöchentlich.
- Überlassen Sie als Schimmelpilz-Allergiker das Reinigen des Biokübels anderen oder verwenden Sie eine Atemschutzmaske mit Allergenfilter.

Keller
- Trocken Sie Gegenstände vor dem Einlagern sorgfältig.
- Verwenden Sie beim Streichen der Wände Farbzusätze, die Schimmelbildung hemmen.

Im ganzen Haus
- Verzichten Sie auf Klimaanlagen und Luftbefeuchter.
- Um die Freisetzung von Stoffen, die die Atemwege reizen und Allergiesymptome verstärken, zu vermeiden, sollten Sie einen Allergiker-Haushalt unbedingt rauchfrei halten.

Präparate angeboten, die oft gesundheitsschädliche Chemikalien enthalten – beim Hantieren damit also Atemschutzmaske, Schutzbrille und Handschuhe tragen. Nach der Anwendung eines schimmelpilzabtötenden Mittels oft und ausgiebig lüften.

Apropos Lüften: Nach der Sanierung gilt es, die Raumluft trocken zu halten. Verzichten Sie deshalb auf Luftbefeuchter im Wohnbereich und stellen Sie in feuchten Kellern eventuell Trocknungsgeräte auf. Im Schlafzimmer überwachen Sie die Luftfeuchtigkeit (optimalerweise zwischen 40 und 60 Prozent) am besten mit einem Hygrometer. Große Schränke sollten Sie nach Möglichkeit an Innenwänden aufstellen und einige Zentimeter von der Wand wegrücken, sodass die Luft dahinter zirkulieren kann.

Eine Quelle für Schimmelpilzsporen sind Topfpflanzen, insbesondere wenn sie in Hydrokultur gezüchtet werden. Falls Sie auf etwas grünen Schmuck im Wohnzimmer dennoch nicht verzichten möchten, bedecken Sie die Blumenerde mit Quarzsand. Gerade in Küche und Garten ergeben sich die häufigsten Gelegenheiten, mit Schimmelpilzen in Kontakt zu kommen. Lebensmittel mit erkennbarem Befall daher immer sofort wegwerfen, Obst und Gemüse im Kühlschrank lagern und vor dem Verzehr stets waschen, den Biokübel mindestens zweimal wöchentlich entleeren und das Kompostieren oder die Laubarbeiten lieber anderen überlassen.

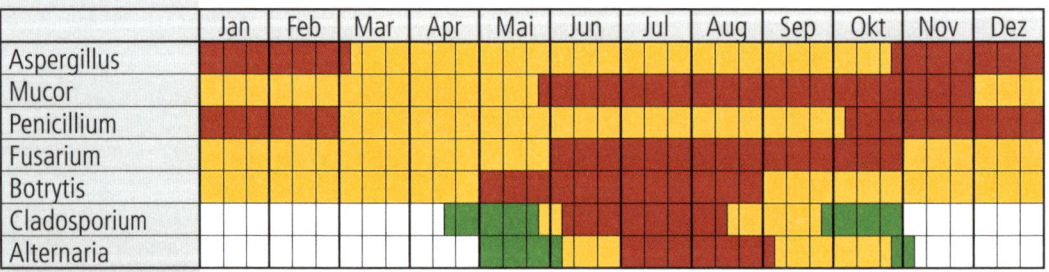

Sporenflugkalender. Konzentration: ▉ hoch; ▉ mittel; ▉ niedrig. Hinweis: Je nach Wetter und Temperatur können sich die Belastungsspitzen verschieben (Quelle: www.alk-abello.at)

Insektengifte

Bienen, Wespen und Hummeln können dem Menschen nicht nur schmerz-
hafte Stiche zufügen, sondern auch gefährliche Soforttyp-Allergien auslösen, die manchmal lebensbedrohlich sind. Mit dem Flug dieser Insekten
müssen Sie vom Frühjahr bis in den Herbst rechnen, selbst an milden
Wintertagen können die Tiere aktiv sein. Während sich Bienen besonders
in der Nähe von Blüten und Bienenstöcken aufhalten und nach einem
Stich ihren Stachel in der Haut zurücklassen, kreisen Wespen mit Vorliebe
um Nahrungsmittel oder Abfälle und ziehen ihren Stachel meist wieder
aus der Haut heraus. Besonders gefährdet sind als Landwirte, Gärtner,
Imker, Feuerwehrleute, Dachdecker, Zimmerer, Förster oder Waldarbeiter
tätige Insektengiftallergiker, aber auch Verkäufer in Bäckereien oder im
Obst- und Gemüsehandel.

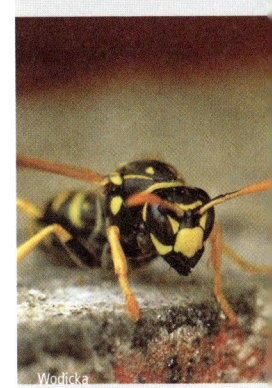
Wodicka

Überlebenswichtiges Notfallset

Falls Sie bereits einmal nach einem Insektenstich oder dem Verzehr eines
bestimmten Lebensmittels eine ausgeprägte allergische Allgemeinreaktion oder gar einen anaphylaktischen Schock erlitten haben, ist ein
Notfallset für Sie unverzichtbar. Sie sollten es immer bei sich haben und
sich seine Anwendung vom Arzt genau erklären lassen. Das verschrei-
bungspflichtige Set besteht aus einer Adrenalin-Fertigspritze, Antihis-
tamin-Tropfen oder -Tabletten sowie Kortisontabletten. Überprüfen Sie
von Zeit zu Zeit, ob Sie den Umgang mit den Mitteln noch beherrschen,
damit Sie sie im Ernstfall richtig handhaben können. Die Anwendung
des Notfallsets ist angezeigt, wenn nach einem Insektenstich oder dem
Verzehr eines allergieauslösenden Nahrungsmittels folgende Symptome
auftreten:

- starke Schwellung der Schleimhäute (Quincke-Ödem)
- Nesselsucht (Urtikaria)
- Juckreiz am ganzen Körper
- Atemnot
- Schwindel

- Schweißausbrüche
- Übelkeit, Erbrechen oder Durchfall
- ungewollter Harnverlust
- Blutdruckabfall
- drohende Ohnmacht

Für den Fall, dass Bewusstlosigkeit eintritt, sollten Sie zusammen mit dem Notfallset eine schriftliche Dosieranweisung bei sich tragen. Und wenn Ihr Kind eine Insektengift- oder Nahrungsmittelallergie hat, informieren Sie unbedingt Lehrer, Erzieher und andere Betreuungspersonen über die Krankheit und das Verhalten im Notfall.

Knapp die Hälfte aller Menschen mit positiven Testergebnissen für eine Allergie auf Insektengift reagiert nicht mit den oben beschriebenen Allgemeinsymptomen bzw. Systemreaktionen, sondern mit einer großen lokalen Schwellung, die mehr als 10 cm Durchmesser erreicht und länger als 24 Stunden bestehen bleibt. Diese gesteigerte Lokalreaktion stellt kein erhöhtes Risiko dar, beim nächsten Insektenstich mit einer Schockreaktion zu reagieren. Eine Versorgung mit Antihistaminika und Kortison ist ausreichend.

Blutsaugende Insekten und Spinnentiere („Zecken") sind bedeutende Überträger von Infektionskrankheiten wie z.B. Borreliose, Malaria, Leishmaniose oder Eintrittspforten für bakterielle Hautkrankheiten wie Erysipel und Phlegmone, aber keine bedeutenden Allergene. Rötungen und Schwellungen bis 5 cm nach blutsaugenden Insekten- und Zeckenstichen sind normal – sie müssen leider hingenommen werden.

Tipps für Insektengiftallergiker

Bei Allergie auf Insektengift immer ein Notfall- set mitführen

- Die Behandlung der Wahl nach einer Systemreaktion auf einen Bienen- oder Wespenstich ist eine allergenspezifische Immuntherapie. Sie kann besonders für Senioren wichtig sein, denn das Risiko einer schweren Allgemeinreaktion nach einem Insektenstich steigt mit zunehmendem Lebensalter.
- Gehen Sie im Sommer nie barfuß – Bienen bevorzugen Klee, und viele Wespenarten leben in Bodenlöchern. Auch bei der

Gartenarbeit – vor allem mit blühenden Blumen und Fallobst – sollten Sie Vorsicht walten lassen sowie Mülltonnen und Abfallkörbe im Freien meiden.

• Seien Sie beim Essen im Freien besonders aufmerksam und räumen Sie Süßigkeiten und Fleischreste sofort weg.

• Schlagen Sie in der Nähe von Bienen und Wespen nicht wild um sich, sondern bewahren Sie Ruhe.

• Verzichten Sie auf stark parfümierte Pflegeprodukte und bunte, weit flatternde Kleidung.

• Führen Sie immer ein Notfallset mit.

Nahrungsmittel

Weltweit leiden rund vier Prozent der Bevölkerung unter einer echten Nahrungsmittelallergie, wobei Kleinkinder weit häufiger betroffen sind als Erwachsene. Die Hitliste der Nahrungsmittelallergene variiert mit dem Lebensalter: Bei Kleinkindern dominieren Nüsse, Kuh-, Schaf- und Ziegenmilch sowie Hühnereiweiß, seltener sind Weizenmehl, Soja, Fisch und Meeresfrüchte. Während Ei-, Milch- und Weizenallergie oft mit dem Eintritt ins Schulalter von selbst ausheilen, ist das bei Nuss-, Soja-, Fisch- und Meeresfrüchteallergie häufig nicht der Fall. Diese Allergien können bis ins Erwachsenenalter andauern. Bei Erwachsenen sind die milderen sekundären Nahrungsmittelallergien bei zugrunde liegenden Pollen- oder Hausstaubmilbenallergien wesentlich häufiger. Außerdem leiden Erwachsene sehr viel öfter unter den klinisch deutlich milderen Intoleranzen auf Laktose und Fruktose, die bei Kindern hingegen sehr selten sind.

Für echte Nahrungsmittelallergiker hat die seit 2014 in nationales Recht überführte EU-Verordnung zur verpflichtenden Kennzeichnung von Allergenen in Nahrungsmitteln das Alltagsleben leider nur teilweise vereinfachen können. Während Allergiker das einzelne unbehandelte Lebensmittel relativ leicht meiden können, tun sie sich bei verarbeiteten Fertigprodukten ungleich schwerer. Das Entziffern der in winziger Schrift auf die Verpackungen gedruckten Zutatenlisten entpuppt sich mitunter als Herausforderung. Und Kann-Sätze wie „Kann Spuren von Erdnüssen

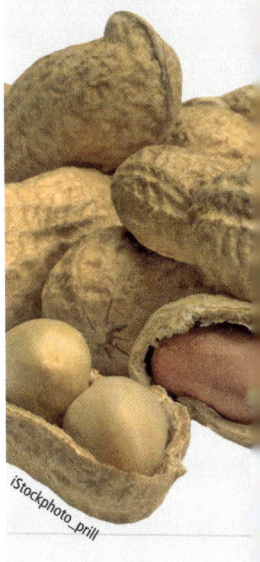

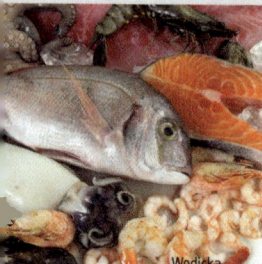
Wodicka

enthalten" sind für Allergiker ebenso wenig praxistauglich, weil sie die Auswahl an geeigneten Produkten erheblich einschränken, häufig ohne dass eine tatsächliche Gefahr besteht. Jedenfalls müssen auf verpackten Lebensmitteln alle Bestandteile in absteigender Reihenfolge ihres Anteils aufgelistet werden. Folgende 14 wichtigste Lebensmittelallergene sind immer ausdrücklich zu kennzeichnen, wenn sie als Bestandteile im Produkt enthalten sind:

- glutenhaltiges Getreide und Getreideprodukte
  (u.a. Weizen, Gerste, Roggen, Hafer, Dinkel)
- Eier und Eiprodukte
- Fisch und Fischprodukte
- Krebstiere und Krebstierprodukte
- Milch und Milchprodukte einschließlich Milchzucker (Laktose)
- Soja und Sojaprodukte
- Erdnüsse und Erdnussprodukte
- Schalenfrüchte wie Mandel, Haselnuss, Walnuss, Paranuss, Pistazien und daraus hergestellte Produkte
- Senf und Senfprodukte
- Sellerie und Sellerieprodukte
- Sesam und Sesamprodukte
- Schwefeldioxid und Sulfite ab einer Konzentration von 10 Milligramm pro Liter oder Kilogramm
- Lupinen und daraus gewonnene Erzeugnisse
- Weichtiere (Muscheln, Schnecken, Tintenfische) und daraus gewonnene Erzeugnisse

Die wichtigsten Nahrungsmittelallergene

Alle potenziellen Auslöser von Nahrungsmittelallergien im Detail zu behandeln, würde den Rahmen dieses Buches sprengen. Wir haben uns daher im Folgenden auf eine kleine Auswahl und die wichtigsten Fakten beschränkt. Bitte beachten Sie auch die Hinweise zu pollenassoziierten Nahrungsmittelallergien am Beginn dieses Kapitels (siehe Kreuzallergien, ▶ Seite 73).

Kuhmilch. Zwar kann eine Allergie auf Milchproteine in jedem Alter einsetzen, bei Kleinkindern geschieht das aber weitaus am öftesten. Glücklicherweise geht bei den meisten Betroffenen die Sensibilisierung bis zirka zum Schuleintritt wieder verloren. Einige in Milch enthaltene Eiweißstoffe sind hitzeempfindlich, sodass die darauf Allergischen Milchprodukte, die im Herstellungsprozess erhitzt wurden, durchaus vertragen. Unter Umständen müssen Sie auch auf bestimmte Wurstwaren, Brote, Fertigsaucen, Milchschokolade, Nougatcreme, Karamellbonbons und viele weitere Fertigprodukte verzichten.

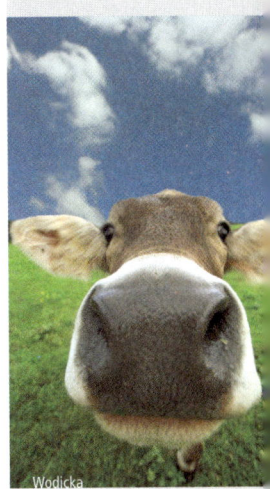
Wodicka

Achten Sie auf folgende Angaben in der Zutatenlisten, die auf Milcheiweiß hinweisen: Süßmolke, Sauermolke, Molkeprotein, Casein, Caseinate. Entscheidend für die Verträglichkeit ist außerdem der Sensibilisierungsgrad: Manche Allergiker tolerieren kleine Mengen Butter, Schlagobers oder Frischkäse, während andere sämtliche Milchprodukte konsequent meiden müssen. Auch Sojadrinks als Kuhmilchersatz sind nicht unproblematisch, denn das Eiweiß der Sojabohne kann bei Birkenpollenallergikern ebenfalls allergische Reaktionen hervorrufen.

Eine Kuhmilchallergie kann entweder IgE-vermittelt mit schnell eintretender Reaktion sein, oder es handelt sich um eine nicht IgE-vermittelte Allergie, bei der die Symptome zeitlich verzögert auftreten, besonders bei Kindern, die unter atopischer Dermatitis leiden.

Hühnerei. Auch hier gilt: Viele Proteine machen das Ei. Einige davon sind hitzestabil, andere werden beim Kochen zerstört. Abhängig vom Sensibilisierungsgrad müssen Allergiker manchmal auch geringe Mengen von Ei in verarbeiteten Lebensmitteln meiden, z.B. Backwaren, Saucen, Cremespeisen, Mayonnaise oder panierte Ware. Kreuzreaktionen mit

Diät halten

Weil bei rund 25 Prozent der betroffenen Kinder eine Nahrungsmittelallergie als zusätzlicher Verstärkerfaktor der atopischen Dermatitis zugrunde liegen kann, ist bei hinweisender Anamnese die Austestung auf Nuss-, Milch- und Ei-Allergene und gegebenenfalls eine entsprechende Diät sinnvoll. Bei Kontrollen in halbjährlichen Abständen wird festgestellt, ob die Sensibilisierung noch besteht. Falls nicht, kann man versuchen, die betreffenden Speisen wieder zuzuführen.

Geflügelfleisch treten selten auf, wenn man gegen das Protein Gal d5 sensibilisiert ist. Achten Sie in der Lebensmittel-Deklaration auf Begriffe wie Vollei, Eiklar, Weißei, Eigelb und Wörter mit der Vorsilbe Ovo-.

Wie bei Kuhmilch reagieren viele Kinder auf Hühnerei allergisch. Die meisten können erhitzte Eier z.B. in gebackenen Kuchen tolerieren und wachsen im Laufe der Pubertät aus ihrer Allergie heraus.

Nüsse und Erdnüsse. Als besonders allergen gelten Hasel-, Cashew- und Paranüsse, vor allem jedoch geröstete Erdnüsse, die wie Sojabohnen botanisch zur Familie der Hülsenfrüchte gehören. Erdnussallergien bleiben meist ein Leben lang bestehen und nehmen oft einen gefährlichen Verlauf. Sogar der Kuss einer Person, die Erdnüsse gegessen hat, oder Besteck, das mit Erdnüssen Kontakt hatte, lösen bei stark Sensibilisierten mitunter einen Anfall aus.

Die Hauptallergene der Erdnuss Ara h2 und Ara h6 sind hitze- und verdauungsstabil, was in der Praxis bedeutet, dass Allergiker selbst stark verarbeitete erdnusshaltige Produkte meiden müssen. Auch an sich nussfreie Schokoladen können die Allergene in Spuren aufweisen, da die nusshaltigen Sorten oft mit denselben Maschinen produziert werden. Deshalb empfiehlt sich gerade für Erdnussallergiker das ständige Mitführen eines Notfallsets.

Übrigens konnte die LEAP-Studie zeigen, dass das Risiko, eine Erdnuss-Allergie zu entwickeln, stark sinkt, wenn man Kleinkindern wöchentlich eine kleine Menge Erdnüsse in pürierter Form zu essen gibt. Dabei wurden 640 Babys zwischen vier und elf Monaten, die ein hohes Risiko für eine Erdnuss-Allergie aufwiesen, in zwei Gruppen geteilt. Eine Gruppe verzehrte sechs Gramm Erdnusspüree pro Woche, die andere Gruppe bekam keine Erdnüsse. Bei einem oralen Provokationstest im Alter von fünf Jahren zeigte sich ein signifikanter Unterschied: Von den Kindern, die keine Erdnüsse erhalten hatten, reagierten über 17,2 Prozent allergisch auf Erdnüsse, während lediglich 3,2 Prozent der Kinder, die schon als Babys regelmäßig Erdnusspüree gegessen hatten, eine Erdnuss-Allergie entwickelten.

Obst und Gemüse. Zeigen sich etwa infolge einer plötzlich auftretenden Kreuzallergie beim Essen eines Apfels Juckreiz, Bläschen oder

Schwellungen im Mundbereich, heißt es: den Bissen sofort ausspucken. Noch problematischer ist das Trinken von Sojamilch, weil dabei die oralen Warnsymptome ausbleiben und die Gefahr eines anaphylaktischen Schocks besteht. Es gibt aber auch gute Nachrichten für Obst- und Gemüseallergiker: Die meisten Sorten verlieren bei zugrunde liegender Birkenpollenallergie ihre allergene Potenz, wenn man sie zirka drei Minuten lang kocht. Und die nach dem Genuss von Orangensaft oder Erdbeeren auftretenden Hautausschläge sind meist keine echte Allergie, sondern – wie im Allgemeinen bei sauren Nahrungsmitteln – pseudoallergische Unverträglichkeitsreaktionen, die sich durch Hauttests nicht nachweisen lassen.

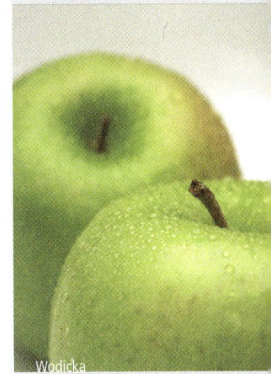
Wodicka

Was Äpfel betrifft, so werden alte Apfelsorten wie Jonathan, Boskop oder Kronprinz Rudolf wegen ihres höheren Gehalts an Polyphenolen von Allergikern besser vertragen als neuere polyphenolarme Züchtungen wie Granny Smith, Fuji oder Pink Lady. Dass die Sorte Santana für Menschen mit leichter bis mittelschwerer Apfelallergie besonders gut verträglich ist, hat man zufällig herausgefunden. Sie ist nicht nur resistent gegen Apfelschorf, weshalb man sie eigentlich züchtete, sondern enthält auch weniger allergieauslösende Proteine.

Fisch und Schalentiere. In der wissenschaftlichen Literatur ist der Fall einer Garnelen-Allergikerin dokumentiert, die im Restaurant einen tödlichen anaphylaktischen Schock erlitt, als eine Platte dampfender Garnelen serviert wurde. Der Einzelfall zeigt, wie stark Krebs- und Fischallergene sind. Isst ein darauf Sensibilisierter Meeresfrüchte, bekommt er meist heftige Hautausschläge. Da Fischproteine hitzeresistent sind, muss sowohl roher als auch gekochter Fisch vom Speiseplan gestrichen werden. Dies gilt insbesondere für Salzwasserfische.

Sauer aufgestoßen

Bei Magenschmerzen oder Sodbrennen greifen viele Menschen zu Medikamenten, die die Produktion von Magensäure unterdrücken (Protonenpumpenhemmer, Säureblocker). Damit lindern sie zwar die Symptome, begünstigen aber möglicherweise die Entstehung von Nahrungsmittelallergien. Die bedenkenlose Einnahme dieser Medikamente sollte jedenfalls hinterfragt werden.

Grundsätzlich ist jedoch festzuhalten, dass Fische und Meeresfrüchte zwei unterschiedliche Allergieauslöser sind. Das heißt für die Praxis, dass ein Fischallergiker Meeresfrüchte essen kann und umgekehrt ein Meeresfrüchte-Allergiker auf Fisch nicht verzichten muss.

Arzneimittel

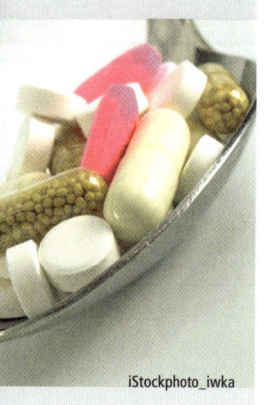

iStockphoto_iwka

Es gibt eine Vielzahl von Arzneistoffen, die allergische oder allergieähnliche Reaktionen hervorrufen können. Zu den häufigsten Auslösern zählen:

- Schmerzmittel wie die in Aspirin enthaltene Acetylsalicylsäure und Paracetamol
- bestimmte Antibiotika (insbesondere Penicillin, Cephalosporin, Chinolone, Makrolide, Clindamydin und Sulfonamide)
- die gegen Bluthochdruck verordneten ACE-Hemmer und Angiotensin-II-Antagonisten
- krampflösende Mittel, die etwa bei Epilepsie verordnet werden
- die gegen Magensäure eingenommenen Protonenpumpenhemmer
- muskelentspannende Medikamente (NMBA)
- Heparine (Blutverdünner)

Seltene Auslöser von Arzneimittelunverträglichkeiten sind:

- örtliche Betäubungsmittel, die wichtig beim Zahnarzt, in der Unfallchirurgie und Orthopädie, zur Versorgung kleiner Wunden und zur Entnahme von Material bei Biopsien, bei Augenoperationen und in der Physiotherapie sind
- Kontrastmittel, die man bei manchen Röntgenuntersuchungen, Computertomografien (CT) und Magnetresonanztomografien (MRT) verabreicht
- zunehmend auch Biologika, die v.a. bei der Krebsbehandlung und bei entzündlichen Erkrankungen gespritzt oder als Infusion verabreicht werden

Pflanzliche Arzneistoffe, die besonders in der TCM zum Einsatz kommen, können bei Beifußpollenallergie schwere Reaktionen hervorrufen, weil die meisten Heilpflanzen aus Pflanzenfamilien stammen, die mit dem Beifuß verwandt sind.

Einige Arzneistoffe (auch rein pflanzlicher Herkunft) verstärken die Lichtempfindlichkeit der Haut und lösen sogenannte fototoxische Reaktionen aus. Anzeichen sind Rötungen, Flecken- und manchmal sogar Blasenbildung. Beispielsweise sollten Sie während der Einnahme eines Johanniskraut-Präparates auf Sonnenbäder verzichten – egal ob in der Natur oder im Sonnenstudio.

Unter den folgenden Arzneimittelgruppen gibt es einzelne Mittel, die die Lichtempfindlichkeit der Haut und der Augen erhöhen: Schlaf- und Beruhigungsmittel, Antidepressiva, Hormonpräparate, Antibiotika, Antipilzmittel, Mittel gegen Diabetes, Herzmedikamente und entzündungshemmende Mittel (Antiphlogistika). Lesen Sie sicherheitshalber im Beipacktext nach, ob ein entsprechender Hinweis gegeben wird, und schützen Sie sich mit Sonnenbrille und hohem Lichtschutzfaktor, wenn Sie draußen unterwegs sind.

Über das Verhalten im Ernstfall

Echte Arzneimittelallergien sind selten. So zeigte eine vor kurzem publizierte belgische Studie, dass 11 Prozent der Bevölkerung glauben, eine Penicillin-Allergie zu haben, diese sich nach Tests aber nur in 9 Prozent der Fälle bestätigte. Das heißt, dass mehr als 90 Prozent der vermuteten Penicillinallergien falsch sind.

Haben Sie eine unerwünschte Arzneimittelallergie, die gut dokumentiert ist, z.B. in Form eines Allergiepasses, informieren Sie Ihren Arzt über die Sensibilisierung, wenn Sie ein neues Präparat verschrieben bekommen. Generell steigt die Gefahr von Arzneimittelreaktionen mit zunehmendem Alter.

Wenn Sie Minuten nach der Einnahme eines Medikamentes Atembeschwerden bekommen, begeben Sie sich unverzüglich in ärztliche Behandlung, denn es kann sich um die Vorboten eines schweren Asthmaanfalls handeln. Sollte sich ein Hautausschlag auf die Schleimhäute etwa in Mund und Auge ausdehnen, ist ebenfalls rasche medizinische Hilfe angezeigt. Besonders dringender Handlungsbedarf besteht, wenn sich nach der Einnahme eines Mittels Symptome auf der Haut zeigen, die einer Verbrennung ähneln: Rötung, Blasenbildung, Ablösung von großen Hautfetzen. Eine solche Erscheinung nennt man toxische epidermale Nekrolyse (TEN). Da dieses Krankheitsbild rasch auch zu Problemen an inneren Organen und zum Tode führen kann, muss der Betroffene auf schnellstem Weg zur intensivmedizinischen Behandlung in ein Krankenhaus.

Latex

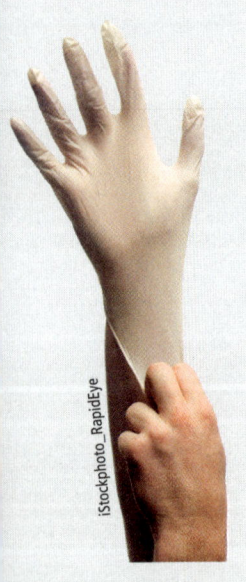

Aus dem Milchsaft des Kautschukbaumes stammt der elastische Stoff, auf den viele Ärzte, Krankenpfleger und Patienten in Spitälern allergisch reagieren. Besonders leicht werden Latexproteine von gepuderten Gummihandschuhen in die Atemluft freigesetzt, sodass allein der Aufenthalt in Behandlungsräumen bei Latexallergikern massive Beschwerden hervorrufen kann.

Größte Gefahr für die Betroffenen besteht bei Operationen, Infusionen und Injektionen mit Bestecken oder Geräten, die mit Latex in Berührung gekommen sind, weil dabei die Allergene direkt in die Blutbahn gelangen. Deshalb dürfen im OP-Bereich mittlerweile nur mehr ungepuderte Latexhandschuhe verwendet werden, und es gibt die Empfehlung, bei chirurgischen Eingriffen latexallergenarme Schutzhandschuhe zu tragen. Die Zahl der Neuerkrankungen ist dadurch deutlich gesunken.

Doch nicht nur das Krankenhauspersonal hat Stress mit dem Gummi, auch Beschäftigte von Reinigungsdiensten, Angestellte im Lebensmittelhandel und Friseure leiden zunehmend an Latexallergie, da auch dort Einmalhandschuhe verstärkt zum Einsatz kommen.

Viele alltägliche Produkte enthalten den Kautschuksaft, darunter Luftballons, Babyschnuller, Kondome, Klebstoffe und in Kleidung eingenähte Gummibänder. Zudem schätzen Allergologen, dass jeder dritte Latexallergiker an einer Kreuzallergie laboriert: Die beliebte Zimmerpflanze Ficus benjaminii ist hier der Hauptauslöser, denn sie enthält Substanzen, die dem Latex sehr ähnlich sind. Weitere Pflanzenarten mit

Kreuzreaktionen bei Latexallergikern

Wer auf Latex allergisch ist, kann auch auf Avocado, Banane, Kiwi, Mango, Esskastanie (Maroni) reagieren.

latexhaltigem Milchsaft sind z.B. Maulbeerbaum, Gummibaum, Weihnachtsstern und Oleander.

Ausweichtaktik ist die beste Strategie

- Meiden Sie als Latexallergiker so gut wie möglich den Umgang mit latexhaltigen Produkten wie Gummiringen, Radiergummis, Luftballons, elastischen Binden, Schwimmbrillen, Badesandalen und Badehauben.
- Falls Sie berufsbedingt Schutzhandschuhe tragen müssen, wählen Sie ein Produkt aus PVC oder Nitril und ziehen Sie wenn möglich ein Paar Baumwollhandschuhe darunter an.
- Da insbesondere Teppichklebstoff und auch viele Teppichrücken Latex enthalten, sollten Sie Teppiche nicht selbst verlegen.
- In Autowerkstätten und Fahrradgeschäften, auf Schrottplätzen und Reifenlagern kann die Atemluft stark mit latexhaltigem Staub belastet sein.
- Steigen Sie auf Kondome aus Polyurethan oder „hypoallergenem" Latex um, bei dem die allergieauslösenden Eiweißstoffe entfernt wurden.
- Deponieren Sie ein latexfreies Erste-Hilfe-Set in Ihrem Auto und informieren Sie im Notfall Sanitäter und Ärzte sofort über Ihre Latexallergie.
- Klären Sie vor einem geplanten Krankenhausaufenthalt ab, ob eine latexfreie Behandlung garantiert ist.
- Tragen Sie Ihren Allergiepass und bei schwerer Latexallergie auch ein Notfallset bei sich.

Metalle

Nickel

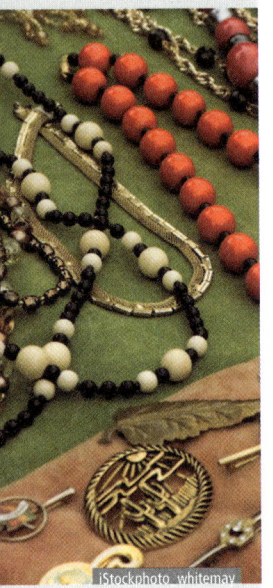
iStockphoto_whitemay

Wenn die Haut in der Umgebung von Gürtelschnallen, Reißverschlüssen und Ohrsteckern juckt, nässt und sich entzündet, sind meist Metalle die Verursacher. Insbesondere Nickel löst häufig Kontaktallergien aus. Es ist in Modeschmuck, Armbanduhren, Brillengestellen, Jeansknöpfen, Essbesteck, Konservendosen und selbst Kosmetika enthalten. Zwar sollte durch eine EU-Regelung gesichert sein, dass an der Oberfläche von festen Gegenständen kein Nickel mehr freigesetzt wird, weil aber nur noch wenige Produkte des Alltags in der EU produziert werden, läuft diese Regelung leider oft ins Leere.

Auch nützt sich eine vorhandene Oberflächenbeschichtung durch das Tragen des Schmuckes allmählich ab, weshalb die Haut plötzlich aufblühen kann, selbst wenn man lange Zeit nicht darauf reagiert hat. Die typischen Symptome treten vor allem im Sommer auf, denn Schweiß löst die Metallverbindungen aus den auf der Haut getragenen Modeutensilien. Übrigens sind auch die 1- und 2-Euro-Münzen ins Visier der Allergologen geraten, da sie eine nicht unbeträchtliche Menge Nickel abgeben.

Schadstoff vermeiden

Am besten verhindern lässt sich eine Nickelallergie, indem man auf das Tragen von Modeschmuck verzichtet. Überdies ist es ratsam, weder aktiv noch passiv zu rauchen, denn auch Tabak enthält Nickel. Vorsicht ebenso bei Fertigmahlzeiten aus Konservendosen.

Benachrichtigen Sie gegebenenfalls auch Ihren Kieferorthopäden, damit er auf Zahnspangen aus medizinischem Stahl oder Titan ausweichen kann. Glücklicherweise belasten Spuren von Nickel in Leitungswasser und Nahrungsmitteln die meisten Nickelallergiker nicht zusätzlich. Dennoch kann es für manche stark betroffene Patienten hilfreich sein, die folgenden Lebensmittel zu meiden: Vollkornprodukte, Hülsenfrüchte, Fisch und Schalentiere.

Andere Metalle

Chrom. Nicht das korrosionshemmende Metall selbst löst Allergien aus, sondern seine Salze, die Chromate. Sie waren bis vor wenigen Jahren in hohen Konzentrationen in Zement enthalten, weshalb die Chromallergie eine typische Berufserkrankung der Maurer ist. Aber auch bei Metallarbeitern und Mechanikern tritt die Krankheit häufiger auf. Die einzige Möglichkeit zur Vorbeugung ist das Tragen von speziellen Schutzhandschuhen. Herkömmliche Lederhandschuhe sind jedoch ungeeignet, da sie selbst hohe Chromgehalte aufweisen. So ist heutzutage chromgegerbtes Leder etwa in Schuhen die wichtigste Expositionsquelle für chromatallergische Patienten.

Kobalt. Von einer Kobaltallergie sind nicht nur Industriearbeiter verstärkt betroffen, auch beim Hantieren mit Haushaltsgegenständen ergeben sich zahlreiche Kontaktmöglichkeiten: Unter anderem enthalten Mode-, Silber- und Weißgoldschmuck, Metallverschlüsse, Brillenbügel, Teile von Hörapparaten, Küchengeräte, Bestecke, Scheren, Münzen, Haarnadeln und Haarfärbemittel das Metall.

Auch Metalle können Allergien auslösen

Quecksilber. Ob und inwieweit die im Kreuzfeuer der Kritik stehenden Quecksilberlegierungen in Zahnfüllungen (Amalgame) Gesundheitsschäden verursachen, ist umstritten. Fest steht: Eine Allergie auf dieses Metall oder dessen Verbindungen ist sehr selten und lässt sich mit einem Epikutantest nachweisen.

Chemikalien

Treten nach dem Kontakt mit einer Substanz Rötungen, Schwellungen oder Bläschen auf, muss es sich nicht zwangsläufig um eine Allergie handeln. Es gibt eine Reihe von Stoffen oder physikalischen Einflüssen, die die Haut direkt schädigen. Dazu gehören Säuren, Laugen, Seife, Lösungsmittel, UV-Strahlen und starke mechanische Beanspruchung. Dieses sogenannte toxische Hautekzem bleibt immer auf den Einwirkungsbereich des Schadstoffes begrenzt – z.B. entsteht der Sonnenbrand nur an den Stellen, die zu lange ultraviolettem Licht ausgesetzt waren.

Im Unterschied dazu beruht das allergische Kontaktekzem auf einer Sensibilisierung des Immunsystems. Da die auslösenden Stoffe über die Blutgefäße und Lymphbahnen im Körper weitertransportiert werden, können sie Reaktionen auch an Hautarealen hervorrufen, die nicht mit dem Allergen in Berührung gekommen sind. Die akute Kontaktdermatitis äußert sich als Entzündung, beim chronischen Kontaktekzem neigt die Haut zur verstärkten Schuppenbildung, weil eine dickere Hornschicht gebildet wird.

Die bekannten Übeltäter

Duftstoffe. Ob auf der Straße, in Geschäften oder daheim – Duftstoffe sind allgegenwärtig. Da wird künstliches Kaffee- und Gebäckaroma zwecks Verlockung zum Konsum in die Fußgängerzonen gesprüht, in Geschäftslokalen wehen uns Duftbouquets zur Kaufverführung um die Nase, und das eigene Wohnzimmer wird erst mit dem Wohlgeruch, der aus der Aromalampe aufsteigt, richtig gemütlich. Darüber hinaus sind in diversen Wasch- und Putzmitteln sowie nahezu allen Produkten für die Körperreinigung, Körperpflege und Kosmetik Duftstoffe enthalten, angefangen vom Haarshampoo über die Gesichtscreme, den Lippenstift und die Körperlotion bis hin zum Fußbalsam. Zusätzlich besprühen wir uns noch mit Deodorants, Eaux de Toilette und Parfums.

Bedenkt man die Tatsache, dass Duftentwickler im Chemielabor bis zu hundert verschiedene Substanzen zu einem einzigen Geruchseindruck kombinieren, verwundert es nicht, dass unser Immunsystem auf diese Stoffvielfalt zunehmend überfordert reagiert und eine Duftstoffallergie entwickelt. Einige Duftstoffe sind bekannt dafür, dass sie ein besonders hohes Allergiepotenzial haben, und müssen nach der EU-Kosmetikverordnung auf dem Produkt deklariert werden.

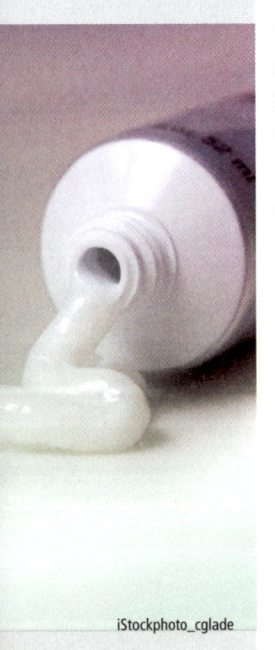

Dazu zählen Eichenmoos (Evernia), Eukalyptusöl, Moschus, Hydroxycitronell, Cinnamylalkohol (Zimtalkohol), Eugenol und Isoeugenol. Das nach Maiglöckchen duftende Lyral wurde per EU-Verordnung 2017 für die Verwendung in Kosmetika sogar gänzlich verboten.

Shampoos, die abgespült werden, machen meist weniger Probleme als Lotionen, Cremen und Deos, die auf der Haut bleiben. Wenn Ihre Haut zu allergischen Reaktionen neigt oder bereits durch Krankheit vorgeschädigt ist, sollten Sie ausschließlich Reinigungsmittel, Pflegemittel und Kosmetika mit der Aufschrift „parfumfrei" oder „duftstofffrei" verwenden. Am besten machen Sie auch keine Experimente. Haben Sie eine gut verträgliche Pflegeserie gefunden, bleiben Sie dabei. Denn der häufige Wechsel von Pflegeprodukten begünstigt allergische Reaktionen. Grundsätzlich gilt: Je weniger Inhaltsstoffe ein Produkt zur Reinigung, Pflege oder Verschönerung der Haut hat, umso besser ist es für Allergiker geeignet.

Konservierungsstoffe und Desinfektionsmittel. Methylisothiazolinon, Parabene, Triclosan, Sorbinsäure, Formaldehyd und Benzalkoniumchlorid sind Substanzen, die das Bakterien- und Pilzwachstum hervorragend hemmen. Leider stehen sie aber auch im Verdacht, Allergien und sogar Krebs auszulösen. Beispielsweise können die in vielen Wandfarben enthaltenen Methylisothiazolinone schwere allergische Reaktionen auslösen. Bei sensibilisierten Menschen genügt schon eine geringe Belastung der Raumluft. Wollen Sie Ihren Wänden einen neuen Anstrich verpassen, achten Sie deshalb darauf, dass die verwendeten Farben als „konservierungsmittelfrei" oder speziell „für Allergiker" deklariert werden. Überlassen Sie das Streichen allenfalls einem Handwerker und lüften den betreffenden Raum mehrere Tage.

Schuld an der Zunahme der Allergien auf Methylisothiazolinone waren allerdings in den meisten Fällen gar nicht die Wandfarben selbst, sondern Kosmetika, in denen diese Biozide ebenfalls lange Zeit eingesetzt wurden. Aus den Kosmetika wurden Isothiazolinone 2017 weitgehend verbannt, sie dürfen nur noch abwaschbaren Produkten in sehr geringer Menge zugesetzt werden. Generell sollten Menschen mit Hautproblemen Pflegeprodukte ohne Konservierungsstoffe bevorzugen. Bedenken Sie aber die geringere Haltbarkeit dieser Kosmetika und brauchen Sie die Mittel nach dem ersten Öffnen zügig auf.

Friseurchemikalien. Haarfarben, Bleichmittel und auch Dauerwellbestandteile gehören zu den Substanzen mit hohem Allergiepotenzial. Achten Sie deshalb beim Kauf solcher Produkte auf die Deklaration der

Inhaltstoffe. Besonders in Verruf geraten sind die Substanzen Paraphenylendiamin (PPD) und Toluylendiamin. Wer einmal – etwa durch ein Henna-Tattoo in einem Urlaubsland – auf den schwarzen Farbstoff sensibilisiert ist, muss zukünftig die Berührung mit dunklen Lederprodukten und Textilien, Druckerschwärze und Fahrradgriffen sowie bisweilen auch weiß gefärbte Kleidungsstücke meiden. Sogar das Ausüben etlicher Berufe wie Friseur, Drucker, Tankwart, Masseur und eine Beschäftigung in der Lederwaren- und Textilbranche kann Betroffenen versagt bleiben.

Allergene in Textilien. Bekleidung hat sehr engen Kontakt mit der Haut. Wärme, Reibung und Schweiß bewirken, dass sich etwaige Schadstoffe aus den Textilien lösen und in die Haut eindringen. Typischerweise zeigen sich die Hautekzeme als Erstes im Halsbereich, unter den Achseln, an Leisten sowie in Armbeugen und Kniekehlen. Mögliche Auslöser zu identifizieren ist schwierig, denn bei Kleidungsstücken müssen nur die verwendeten Fasern deklariert werden.

Unter den in Textilien verwendeten Farbstoffen sind vor allem die Azofarbstoffe und Dispersionsfarben (z.B. Dispersion Orange 3) allergisierend. Außerdem werden viele Textilien chemisch behandelt oder enthalten Rückstände aus dem Herstellungsprozess. Obwohl Färbemittel und andere Ausrüstungschemikalien wie etwa Substanzen, die Gewebe „knitterarm", „bügelfrei" oder „pflegeleicht" machen (z.B. Formaldehyd), bis zu 20 Prozent des Textilgewichts betragen können, erfährt der Konsument nichts von ihrem Einsatz.

Deshalb empfiehlt es sich, vor allem Stücke, die direkt auf der Haut getragen werden, vor dem Erstgebrauch zu waschen. Dadurch können Sie die chemische Belastung für die Haut erheblich verringern. Verzichten Sie auch auf nicht farbechte Produkte, die Sie an Etikett-Aufschriften wie „separat waschen", „kann abfärben" oder „nur zusammen mit ähnlich gefärbten Textilien waschen" erkennen können.

Wasch- und Putzmittel. Manche Duft- und Konservierungsstoffe, aber auch andere Inhaltsstoffe von Waschmitteln können Allergien auslösen. Ob die Konzentration des Stoffes, der nach der Wäsche am Kleidungsstück haften bleibt, aber auch ausreicht, um bei Hautkontakt Probleme verursachen zu können, ist ständiger Diskussionsstoff. Personen mit empfindlicher Haut sollten ihr Waschmittel so gering wie möglich dosieren und keinesfalls beim Wasser sparen: Aktivieren Sie bei Ihrer Waschmaschine die Wasser-plus-Funktion, legen Sie einen zusätzlichen Spülgang ein und steigen Sie auf ein Sensitiv-Waschmittel um. Weichspüler sollten Sie generell weglassen. Allergiker mit Allergiepass können sich beim Hersteller nach dem Vorhandensein jener Inhaltstoffe erkundigen, die für ihre Allergie kritisch sind.

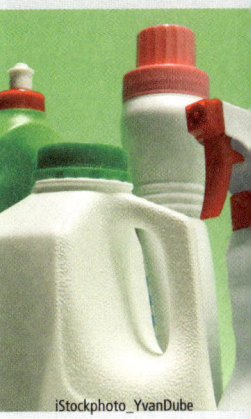

iStockphoto_YvanDube

Weitere Substanzen in Kosmetika. Mitunter erweisen sich auch pflanzliche Stoffe als problematisch für Allergiker. Bestes Beispiel ist das Teebaumöl (Tea Tree Oil, Melaleuca). Es duftet angenehm frisch und wirkt desinfizierend, kann aber vor allem nach längerer Lagerung Kontaktallergien auslösen. Wenden Sie Teebaumöl daher nur verdünnt an und bewahren Sie es immer lichtgeschützt auf. Andere mit Vorsicht anzuwendende Pflanzenextrakte sind etwa Arnika- und Kamillenblütenessenz, Propolis (Bienenharz), Rizinusöl und Schafgarbenkraut.

Ebenfalls in Kosmetika, aber auch in Superkleber, weißen Zahnfüllungen, Nagellacken und medizinischen Klebstoffen sind oft Acrylate enthalten, die ebenfalls Kontaktallergien auslösen können.

Acrylate. Die in Superkleber, Nagellacken, Kosmetika, weißen Zahnfüllungen und medizinischen Klebestoffen enthaltenen Acrylate sind häufige Auslöser von Kontaktallergien. Zählten früher vorwiegend Zahnärzte, Zahntechniker, Orthopäden und Krankenpfleger zu den Betroffenen, sind es heute vor allem Nagelstylistinnen und junge Frauen. Als typische Symptome treten Juckreiz und Bläschenbildung auf.

Unbrauchbare Floskeln

Häufig liest man auf der Verpackung von Kosmetika Aufschriften wie „dermatologisch getestet", „klinisch geprüft" oder „hautärztlich bestätigt". Davon brauchen Sie sich nicht beeindrucken zu lassen, das ist heute Standard und besagt nicht, dass die Creme frei von bedenklichen Inhaltstoffen ist. Gerade für Patienten, die an Kontaktekzemen oder atopischer Dermatitis leiden, ist es unerlässlich, die gesetzlich vorgeschriebene Deklaration der Inhaltstoffe auf Kosmetikartikeln sorgfältig durchzusehen.

Mögliche Auslöser von Kontaktekzemen

Ort des Kontaktekzems	Mögliche Auslöser
Behaarte Kopfhaut	Haarspray, Shampoos, Haarfärbemittel
Augenlider	alle Stoffe, die auf die Kopfhaut, das Gesicht und die Hände gelangen, insbesondere Nagellack; außerdem z.B. Parfüms, Reinigungsmittel für Kontaktlinsen, Nasenspray, Möbelpolitur
Stirn	Stoffe, mit denen Hutbänder präpariert werden
Gesicht	Kosmetika; alle Stoffe, die von den Händen oder aus der Luft auf das Gesicht übertragen werden
zwischen den Augenbrauen, hinter den Ohrmuscheln	Kobalt in Brillenteilen und Hörgeräten
Ohrläppchen	Ohrringe, insbesondere nickelhältiger Modeschmuck
Nase	Nasensalben und -tropfen, Parfüms, alle Arten von Sprays, mentholhältige Taschentücher
Lippen, Mundbereich	Lippenstifte, Zahnpasten, Mundwässer, Zitrusfrüchte, Lebensmittel mit künstlichen Farb- und Konservierungsstoffen, Mundstücke von Zigaretten und Zigarren
Nacken, Hals	Kosmetika, Parfüm, Nagellack, Krägen, schwarze Farbstoffe in Kleidungsstücken, Woll- und Seidenstoffe, Halsketten
Achseln	Deodorants, Enthaarungsmittel, Parfüms, Farbstoffe in Textilien, Schweißblätter, die oft unsichtbar in Kleidungsstücke eingenäht sind

Ort des Kontaktekzems	Mögliche Auslöser
Hände, Handrücken, Unterarme	Wasch- und Putzmittel, Chromate in Zement, nickelhältige Metalluhrbänder
Handinnenflächen	Kunst- oder Farbstoffe von Autolenkrädern und Fahrradgriffen
Fingerrückseiten	Gummihandschuhe
Oberkörper	Seifen, Duschgels, Massageöle, Textilien, insbesondere jene aus Wolle oder Seide, Farbstoffe in der Kleidung, Metallknöpfe (auch wenn sie nicht direkt auf der Haut aufliegen), Inhalt der Brusttasche
Bauch	Hosenknöpfe und -nieten
Genitalbereich	Latex in Kondomen, chemische Verhütungsmittel, Intimsprays, Parfüms, Medikamente
Gesäß	WC-Brille, Sitzunterlagen, Bettlaken
After	Abführmittel, Nahrungsmittelallergene, Zäpfchen und Salben gegen Hämorrhoiden
Oberschenkel	Waschmittelreste in der Unterwäsche, Farbstoffe in Hosen, Inhalt der Hosentaschen, Strumpfhalter
Beine	Strumpfmaterialien und -farben, Wollfett (Lanolin), falsche Behandlung von Unterschenkelgeschwüren
Füße	Schuhmaterial (z.B. Leder, das mit Chrom gegerbt wurde), Schuhcreme, Desinfektionsmittel (Formaldehyd), Antipilzmittel, schweißhemmende Mittel

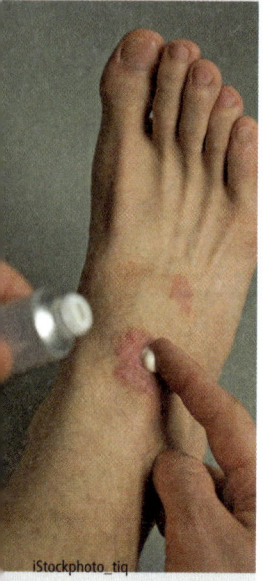

iStockphoto_tiq

So beugen Sie Kontaktekzemen vor

• Am besten ist natürlich, Sie kennen die auslösende Substanz und vermeiden den Kontakt mit ihr.
• Waschen Sie sich nicht mit Seife, sondern mit seifenfreien Syndets, die wie die Haut selbst einen pH-Wert um 5,5 aufweisen.
• Cremen Sie Ihre Haut nach der Reinigung immer mit einer feuchtigkeitsspendenden Lotion ein.
• Verwenden Sie möglichst Kosmetikprodukte ohne allergie- auslösende Duft-, Farb- und Konservierungsstoffe.
• Meiden Sie lange Wannen- und Sonnenbäder, da sie die Haut stark austrocknen.
• Führen Sie sämtliche Putz- und Gartenarbeiten mit latexfreien Schutzhandschuhen durch.
• Auch Wolle, Angora, Mohair und Seide reizen empfindliche Haut. Besser sind pflanzliche Fasern wie Baumwolle, Viskose und Leinen.
• Zeigt sich bereits ein Ausschlag, spülen Sie die Hautstelle mehrere Minuten mit Wasser ab und legen Sie einen sterilen Verband auf. Geben Sie weder Butter noch Öl noch Puder noch sonstige Hausmittel auf die Haut.
• Besonders wichtig: Unterschätzen Sie eine Kontaktdermatitis nicht – wenden Sie sich an einen Hautfacharzt, der eine sorg- fältige Diagnose erstellt. Dazu gehören neben Allergietests auch das Ausschließen von Pilzinfektionen oder anderen Hauterkrankungen, die Kontaktekzemen ähneln können.

Allergene kompakt

- Pollenallergien werden am häufigsten von früh blühenden Laubbäumen (Birke), im Sommer blühenden Gräsern und im Spätsommer und Herbst blühenden Kräutern ausgelöst.
- Zwischen den einzelnen Pollensorten untereinander, aber auch zwischen Pollen und bestimmten Nahrungsmitteln treten vielfach Kreuzreaktionen auf.
- Die häufigste Säugetierallergie geht von der Hauskatze aus.
- Der Kot von Hausstaubmilben ist stark allergen. Die mikroskopisch kleinen Tiere besiedeln Matratzen, Bettzeug und Polstermöbel.
- Schimmelpilze können durch ihren Sporenflug sowohl die Luft im Freien belasten als auch Innenräume besiedeln.
- Die Stiche von Bienen, Wespen und Hummeln, Arzneistoffe und einige Nahrungsmittel können lebensbedrohliche Soforttyp-Allergien hervorrufen.
- Metalle in Modeschmuck, Duftstoffe und Chemikalien in Kosmetika sind häufige Auslöser von Kontaktekzemen.
- Gummiprodukte wie Handschuhe oder Kondome können sowohl Schockreaktionen als auch Kontaktekzeme auslösen.

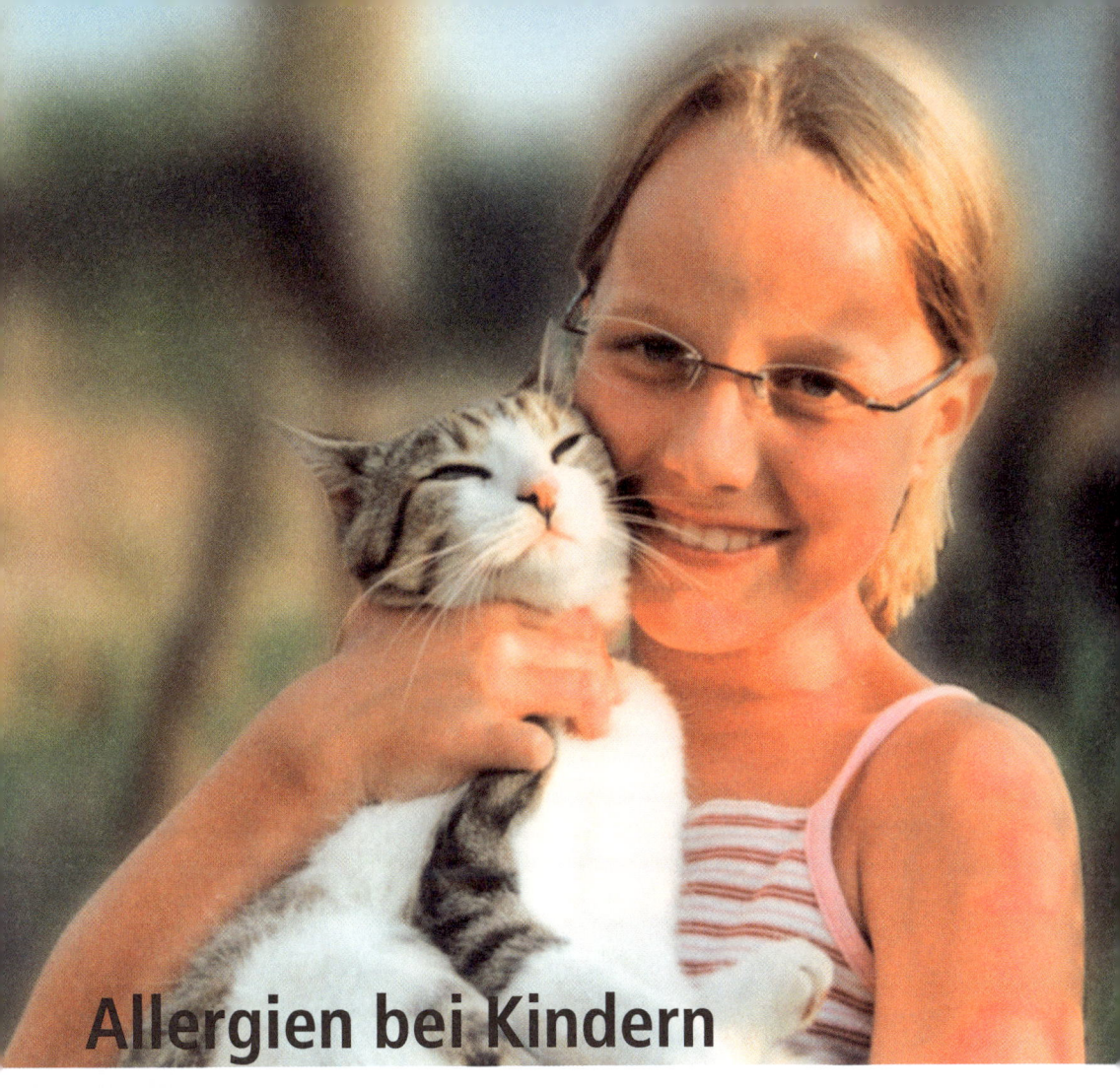

Allergien bei Kindern

Wie Sie Allergien im Kindesalter vorbeugen, wie eine typische Allergikerkarriere verläuft und was es bei der Therapie von Kindern zu beachten gilt. Außerdem: Welche psychischen Einflüsse allergische Symptome verschlimmern.

Anstieg allergischer Erkrankungen

Allergische Erkrankungen haben in den letzten Jahrzehnten deutlich zugenommen. Besonders bei Kindern treten sie immer häufiger auf. Epide-
miologischen Studien zufolge leiden 25 bis 30 Prozent der Bevölkerung
in den Industriestaaten an allergischen Beschwerden. Dabei sind die
Krankheitsraten in Städten deutlich höher als in ländlichen Regionen,
und im Kindesalter leiden mehr Buben, im Erwachsenenalter dagegen
mehr Frauen an Allergien.

Wissenschaftler versuchen den Ursachen für die dramatische Entwicklung auf den Grund zu gehen und machen dafür im Wesentlichen
drei Faktoren verantwortlich:

Die erbliche Veranlagung

Die Neigung
zu allergischen
Erkrankungen
wird vererbt

Forscher haben bisher einige genetische Risikovarianten nachgewiesen,
die mit der Vererbung von Allergien gekoppelt sind. Vererbt werden die
Neigung zu allergischen Erkrankungen (Atopie), die Beteiligung bestimmter Organe und der Grad der Ausprägung. Nach gegenwärtigem
Erkenntnisstand liegt bei Kindern gesunder Eltern das Allergierisiko bei
5 bis 15 Prozent. Ist ein Elternteil Allergiker, steigt die Erkrankungshäu-
figkeit auf 20 bis 40 Prozent. Sind beide Eltern betroffen, ergibt sich ein
Risiko von 60 bis 80 Prozent.

Die Allergenexposition

Der Organismus kann gegen jene Allergene eine Allergie entwickeln, mit
denen er bis zu diesem Zeitpunkt in Kontakt gekommen ist. So leiden
Kinder weitaus häufiger an Nahrungsmittelallergien als Erwachsene. Bis
zum vierten Lebensjahr sind Nahrungsmittel wie etwa Kuhmilch oder
Hühnerei die häufigsten Ursachen einer allergischen Erkrankung. Immerhin hat in Europa eines von 20 Kindern eine oder mehrere Nahrungsmittelallergien. Ebenso besteht bei Babys, bei denen mehrere chirur-
gische Eingriffe durchgeführt werden müssen, ein erhöhtes Risiko, später
eine Latexallergie zu entwickeln.

Die Umweltbelastung

Wissenschaftliche Untersuchungen deuten darauf hin, dass sowohl Schadstoffe in der Außenluft als auch in Innenräumen die Entstehung von Allergien begünstigen. Dazu zählen Auto- und Industrieabgase, Chemikalien in der Kleidung und in Einrichtungsgegenständen sowie Zigarettenrauch. Dass die Schadstoffbelastung heute deutlich höher ist als zu früheren Zeiten, steht außer Frage. Der menschliche Organismus ist mit den über 100.000 in Umwelt und Nahrung vorkommenden Chemikalien offenbar überfordert.

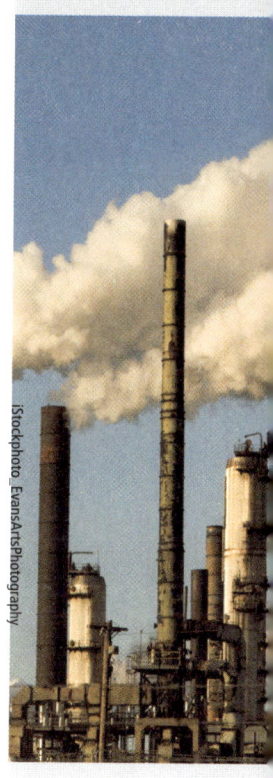

Hingegen scheint sich der Kontakt mit Krankheitserregern im frühen Kindesalter schützend auszuwirken. Anhänger der sogenannten Hygiene-hypothese stützen sich z.B. auf Zahlen aus Deutschland: Während es in der DDR trotz stärkerer Luftverschmutzung deutlich weniger allergische Schulkinder gab als in den westlichen Bundesländern, stiegen die Zahlen im Osten nach der Wiedervereinigung auf das westliche Niveau an. Der Grund wird im unterschiedlichen Lebensstil vermutet. In der Zeit des Kommunismus brachte man bereits kleine Kinder in Gemeinschaftseinrichtungen unter, was zu vermehrten Atemwegsinfekten bei den Kindern führte. Wahrscheinlich kam, vereinfacht gesagt, das Immunsystem durch die kontinuierliche Bildung von Antikörpern gegen die Krankheitserreger nicht auf die unsinnige Idee, Immunglobulin E zu bilden und damit eine Allergiekarriere zu starten.

Man geht auch davon aus, dass das Aufwachsen in ländlicher Umgebung wie auf Bauernhöfen eine wichtige Voraussetzung für eine normale Entwicklung des Immunsystems ist. Studien mit Einwandererfamilien zeigten jedenfalls ansteigende Allergieraten mit der Anpassung an unsere urbane Lebensart. Interessant sind Studien, die zeigen, dass die in Entwicklungsländern häufig vorkommenden Wurminfektionen antiallergisch wirksam sein können. Denn die Parasiten sind in der Lage, eine Art Schutzwall um sich aufzubauen und damit eine allergische Reaktion zu unterdrücken. Ob man den lokalen Abwehrmechanismus der Würmer in der Humanmedizin nutzen kann, indem man ihn simuliert, ist noch Forschungsgegenstand. Es gibt aber auch Studien, die einen potenziell negativen Effekt von Wurm- bzw. Parasiteninfektionen auf allergische Erkrankungen zeigen.

Hygienehypothese

Übertriebene Hygiene scheint allergieanfälliger zu machen. In den letzten Jahrzehnten haben Allergien in den Städten der Industrieländer stark zugenommen. Dagegen zeigen mehrere Studien, dass Kinder, die auf einem Bauernhof aufwachsen bzw. deren Mütter in der Schwangerschaft einer ländlichen Bauernhofumgebung ausgesetzt waren, deutlich seltener an Allergien erkranken. Offenbar trainiert sich das Immunsystem durch den Kontakt mit Schmutz, Keimen und Kühen selbst, während übertriebene Hygiene dazu führen dürfte, dass bestimmte Immunkräfte nicht ausreichend aktiviert werden. Das Immunsystem gerät dadurch aus der Balance und es kommt häufiger zu Überreaktionen wie z.B. Allergien.

Gezielt vorbeugen

Allergien gehören zu den Krankheiten, die nur schwer heilbar sind. Deshalb kommt der Vorbeugung eine besondere Bedeutung zu. Wenn bereits Eltern oder Geschwister an Heuschnupfen, Asthma, Neurodermitis oder einer Nahrungsmittelallergie leiden, steigt aufgrund von Erbfaktoren das Erkrankungsrisiko beträchtlich. Diese besonders gefährdeten Kinder gilt es, so früh wie möglich vor Umwelteinflüssen, die Allergien begünstigen, zu schützen.

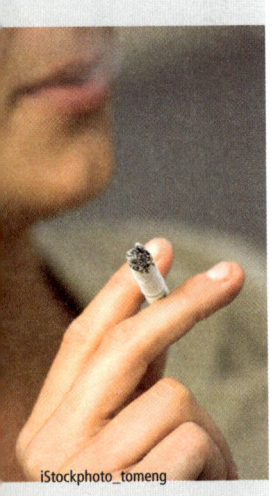

iStockphoto_tomeng

Besonders allergie-gefährdet: Kinder von Raucherinnen

Wirkungsvolle Prävention beginnt schon in der Schwangerschaft: Studien haben gezeigt, dass Kinder von Raucherinnen oder in Haushalten, in denen zumindest ein Haushaltsmitglied raucht, wesentlich häufiger Allergien entwickeln als Sprösslinge von Nichtraucherinnen oder in rauchfreien Haushalten. Auf den Zug an der Zigarette sollten werdende Mütter ebenso wie ihre Partner also tunlichst verzichten. Da auch das Passivrauchen schädlich ist, meiden Schwangere am besten Einrichtungen und Räume, in denen viel geraucht wird.

Ebenfalls ungünstig beeinflussen Chemikalien in der Atemluft das Immunsystem von Ungeborenen. Renovierungsarbeiten in Häusern und Wohnungen erhöhen die Schadstoffkonzentration erheblich. Da entweichen Ausdünstungen von Wandanstrichen, Teppichen, Möbeln und Klebstoffen, wenn die werdenden Eltern das künftige Kinderzimmer in den Wochen vor der Geburt neu gestalten. Sie meinen es gut, steigern aber gleichzeitig das Allergierisiko ihres Kindes.

Hingegen haben besondere Diäten während der Schwangerschaft keinen schützenden Effekt für das Baby. Es ist also nicht zweckmäßig, potenzielle Nahrungsmittelallergene wie Soja oder Erdnüsse wegzulassen, wenn Sie selbst nicht dagegen allergisch sind. Achten Sie stattdessen auf eine möglichst ausgewogene, vitamin- und mineralstoffreiche Ernährung und essen Sie, was Ihnen gut bekommt.

Stillen

Da die Muttermilch bestimmte Immunfaktoren (z.B. eine bestimmte Art von IgA) enthält, schützt das Stillen Babys vor bakteriellen Infektionen vor allem des Magen-Darm-Traktes. Kinder mit einer erblichen Disposition für Allergien erkranken während der ersten beiden Lebensjahre seltener an Bronchitis, atopischer Dermatitis und Nahrungsmittelallergien, wenn sie gestillt werden. Idealerweise sollten Sie Ihren Säugling – falls das Stillen möglich ist – volle vier Monate ausschließlich mit Muttermilch ernähren. Kein Baby sollte im ersten halben Jahr seines Lebens Muttermilch entbehren müssen. Deshalb sieht bei Berufstätigkeit das Arbeitsrecht arbeitsfreie Stillzeiten vor.

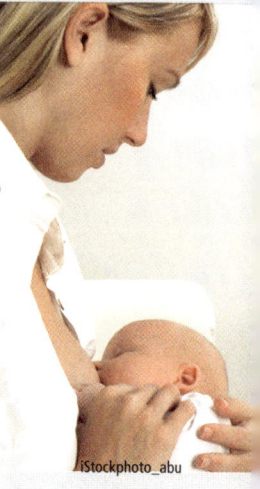
iStockphoto_abu

Interessante Daten zum Thema Stillen liefert auch eine finnische Langzeitstudie: Sie kommt zu dem Ergebnis, dass alleiniges Stillen für neun Monate oder noch länger Allergien in den ersten Lebensjahren häufig sogar begünstigen kann. Der Grund liegt darin, dass das Immunsystem innerhalb eines bestimmten Zeitfensters von außen kommenden Antigenen ausgesetzt sein muss, um sich richtig zu entwickeln. Deshalb sollten auch Kleinkinder im ersten Lebensjahr über die Beikost Kontakt mit wichtigen Allergenen haben.

Bei stark allergiegefährdeten Kindern und einem klaren Verdacht auf eine allergische Sensibilisierung kann man allerdings in Ausnahmefällen erwägen, in der Stillphase Lebensmittel wie Nüsse, Sojaprodukte, Eier, Kuhmilch oder Fisch zu meiden, da diese Allergene in die Muttermilch übergehen können. Führen Sie solche Anlassdiäten aber nur nach Rück-

Allergene können auch in die Muttermilch übergehen

Muttermilch ist nicht gleich Muttermilch

Reife Muttermilch wird erst ab dem 14. Tag nach der Geburt gebildet, vom 3. bis zum 14. Tag bekommt der Säugling die Übergangsmilch. Davor, in den ersten drei Lebenstagen, steht ihm das sogenannte Kolostrum (Vormilch) zur Verfügung: Es enthält viele Eiweißstoffe, Vitamine und vor allem Antikörper, die das Neugeborene vor Infektionen und Allergien schützen. Ist volles Stillen nicht möglich, sollte das Baby trotzdem unbedingt diese „Vormilch" erhalten. Denn nicht von ungefähr wird sie als „erste Schutzimpfung für Neugeborene" bezeichnet.

sprache mit dem behandelnden Kinderarzt durch. In den meisten Fällen ist aber eine ausgewogene und abwechslungsreiche Ernährung in der Stillzeit empfohlen. Und dass Sie nicht nur während der Schwangerschaft, sondern auch während der Stillzeit nicht rauchen sowie Ihren Säugling vor Zigarettenrauch schützen sollten, versteht sich von selbst.

HA-Nahrung

Falls Sie nicht oder nur teilweise stillen können und Ihr Baby ein hohes Allergierisiko trägt, sollten Sie sogenannte hypoallergene Flaschennahrung (HA-Nahrung) wählen. Das darin enthaltene Kuhmilcheiweiß ist so stark aufgespalten, dass es vom Körper nicht mehr als artfremd erkannt wird. HA-Nahrung reduziert das Allergierisiko. Ob der Ausbruch einer Allergie tatsächlich unterbleibt, ist jedoch ungewiss.

Auch ist HA-Nahrung nur zur Vorbeugung geeignet. Wenn schon eine Kuhmilchallergie vorliegt, müssen Sie darauf verzichten. Wichtig: Kontaktieren Sie immer einen Arzt, wenn sich Anzeichen einer atopischen Dermatitis zeigen. Sollte es beim Verzehr bestimmter Lebensmittel wiederholt zu Ekzemen oder zu Juckreiz kommen, muss eventuell eine Untersuchung auf Nahrungsmittelallergien durchgeführt werden. Übrigens: Soja- oder Hafermilch-basierte Säuglingsnahrung ist im Sinne einer Allergieprävention nicht empfehlenswert.

Beikost

Muttermilch deckt in den ersten vier Lebensmonaten den Nährstoff-
bedarf des wachsenden Kindes vollständig. Frühestens ab dem fünften
Monat sollten Sie allmählich mit dem Zufüttern beginnen. Aus heutiger
Sicht beginnt damit das Training des darmassoziierten Immunsystems,
wobei es irrelevant ist, ob die ersten Nahrungsmittel typische Allergene
sind oder nicht. Für die Ausweitung des Speiseplans allergiegefährdeter
Babys gelten prinzipiell dieselben Richtlinien wie für Kinder ohne Allergierisiko.

Bei der Einführung von Beikost gehen Sie am besten etappenweise
vor. Geben Sie Ihrem Baby ein einzelnes Lebensmittel zuerst in gekochter
Form und nur löffelweise. Warten Sie danach drei oder vier Tage lang
ab, um die Reaktion des Kindes zu beobachten. Verträgt es das Nahrungsmittel gut, können Sie das Produkt in größerer Menge zufüttern
und die Kost um eine andere Speise erweitern. Sollte es allerdings zu
Blähungen oder Hautausschlägen kommen, setzen Sie das entsprechende Nahrungsmittel ab und besprechen Sie das weitere Vorgehen
mit Ihrem Kinderarzt.

Neuere Studien zeigen, dass der Verzehr von Fisch während der
Schwangerschaft, Stillzeit und im Rahmen der Beikost Allergien vorbeugen kann. Daher sollte Fisch mindestens einmal pro Woche auf dem
Speiseplan von Mutter und Kind stehen. Gegen Ende des ersten Lebens-
jahres ist das Zufüttern idealerweise abgeschlossen, und das Kind kann
die Familienmahlzeiten zu sich nehmen.

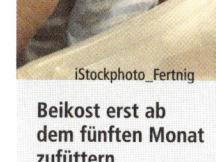

iStockphoto_Fertnig

**Beikost erst ab
dem fünften Monat
zufüttern**

Bereits allergiekranke Kinder schützen

Bei einer Nahrungsmittelallergie hilft auch im Kleinkindalter nur, das betref-
fende Lebensmittel strikt wegzulassen. Bedenken Sie aber, dass Kleinkinder
im Laufe des Heranwachsens oft eine Toleranz entwickeln. Beispielsweise
vertragen zwei Drittel der Kinder mit Kuhmilchallergie die Milch ab dem drit-
ten Lebensjahr wieder. Daher sollten Diätempfehlungen im Kleinkindalter
nach ein bis zwei Jahren ärztlich abgeklärt werden. Vorsicht: Keine Diäten
ohne genaue Diagnose und Beratung durch einen geschulten Diätologen!

Allergenarmes Umfeld

Nicht nur Nahrungsmittel, auch Kosmetikartikel, Einrichtungsgegenstände, Reinigungsmittel, Spielzeuge und Haustiere sind mögliche Quellen von allergieauslösenden Stoffen. Bedenken Sie beispielsweise, dass die Haut Ihres Babys sehr empfindlich ist, und verwenden Sie nur Pflegeprodukte, die keine Duft-, Farb- und Konservierungsstoffe enthalten. Verzichten Sie beim Hausputz auf aggressive Putz- und Desinfektionsmittel – solche Produkte sollten nur im Ausnahmefall angewandt werden. Übertriebene Sauberkeit schadet in der Regel mehr, als sie nützt.

Da Hausstaubmilben zu den häufigsten Allergenen gehören, sorgen Sie dafür, dass die Milben möglichst wenig Nahrung im Kinderzimmer finden. Auch der Bildung von Schimmelpilzen in der Wohnung sollten Sie etwa durch richtiges Lüften und das Meiden von Luftbefeuchtern vorbeugen. Weiters sind Modeschmuck, Ohrstecker und Piercings für kleine Kinder tabu, weil sie oft Spuren von Nickel und anderen Metallen enthalten, die eine Sensibilisierung und in weiterer Folge ein Kontaktekzem hervorrufen können.

Halten Sie Ihren Säugling und Ihr Kleinkind außerdem von Tabakrauch fern, denn das Passivrauchen wirkt sich besonders negativ auf die noch jungen Atmungsorgane aus. Am besten erklären Sie Ihr Haus und Ihr Auto

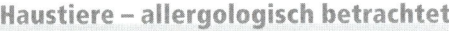

Haustiere – allergologisch betrachtet

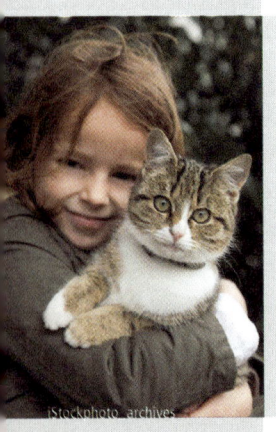

Felltragende Vierbeiner und Vögel können manchmal Allergien auslösen. Fest steht, dass insbesondere Katzenallergene eine hohe sensibilisierende Potenz haben, Hunde sind weniger problematisch. Eine frühere Studie besagte, dass Personen, die viele Katzen besitzen, in 20 Prozent der Fälle eine Toleranz gegen die Tiere entwickeln. Neuere Untersuchungen widerlegen jedoch das Ergebnis: Gerade für bis zu zweijährige Kinder stellen Haare, Hautschuppen und Drüsensekrete von Katzen ein hohes Allergierisiko dar. Ob sich im Einzelfall tatsächlich eine Allergie entwickelt, lässt sich freilich nicht vorhersagen. Dennoch empfehlen wir, auf ein Haustier zu verzichten, wenn ein hohes Allergierisiko besteht. Übrigens: Aus allergologischer Sicht wären Nashörner die idealen Kuschelgefährten.

iStockphoto_archives

zur rauchfreien Zone und sorgen dafür, dass auch andere Rücksicht auf die Gesundheit Ihres Kindes nehmen.

Schutzimpfungen

Stehen beim Nachwuchs Impfungen an, fragen viele Eltern besorgt nach Nebenwirkungen. Besonders ausgeprägt ist die Angst, dass die schützende Spritze bei Kindern Asthma oder Allergien auslösen könnte. Das ist aber nur in sehr seltenen Ausnahmefällen möglich, wie zahlreiche Studien mittlerweile belegen. Ein Beispiel ist wiederum der Ost-West-Vergleich in Deutschland. Als zu DDR-Zeiten 99 Prozent der Kinder gegen bestimmte Infektionskrankheiten geimpft wurden, gab es dort kaum Allergien. Nach der Wende aber sind die Impfraten in den neuen deutschen Bundesländern zurückgegangen und gleichzeitig die allergischen Erkrankungen stark angestiegen.

Kinderärzte und Allergologen raten dazu, sowohl allergiegefährdete Kinder als auch Kinder, die schon allergische Reaktionen gezeigt haben, impfen zu lassen – etwa gegen Diphtherie, Keuchhusten, Kinderlähmung, Masern, Mumps, Röteln und Tetanus. Allerdings sollte man bei Auftreten von starkem Asthma, Heuschnupfen in der Pollensaison oder einem Ekzemschub die schützende Spritze lieber auf einen späteren Zeitpunkt verschieben. Alles in allem gibt es keinen Beleg dafür, dass Impfungen das Allergierisiko erhöhen. Im Gegenteil: Es gibt Hinweise, dass Impfungen das Allergierisiko senken können.

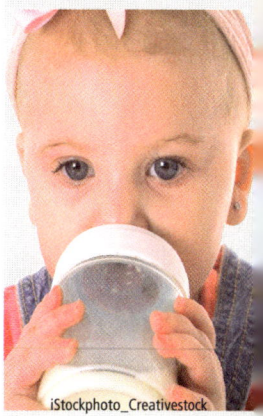

Allergikerkarrieren

Das Immunsystem des Fötus ist in der 20. Schwangerschaftswoche so weit herangereift, dass es sich mit Allergenen auseinandersetzen kann, die über Nabelschnur und Plazenta in den kindlichen Organismus gelangen. Ab diesem Zeitpunkt ist die Bildung von spezifischen Antikörpern möglich – eine Sensibilisierung beziehungsweise Allergie kann sich also schon im Mutterleib ausbilden.

iStockphoto_Creativestock

Typische Allergien im Säuglingsalter sind Reaktionen auf Kuhmilch und Hühnereiweiß. Sie entwickeln sich über die Ernährung, äußern sich in Hautproblemen oder Magen-Darm-Beschwerden, die oft als Koliken missdeutet werden. Kommt es immer wieder zu Erbrechen und Durchfällen, kann das Größenwachstum und die Gewichtszunahme des Babys beeinträchtigt werden.

Die meisten Kinder entwachsen ihrer Nahrungsmittelallergie, wenn sie älter werden. Mit fünf oder sechs Jahren können sie das entsprechende Lebensmittel wieder essen. Diese sogenannte klinische Toleranz hängt jedoch vom Allergen ab: Während 80 Prozent der kleinen Kuhmilchallergiker etwa um ihren Schuleintritt Milchprodukte wieder vertragen, werden nur 20 Prozent der Kinder mit Erdnussallergie tolerant.

Eine Allergie kommt selten allein

Da jedoch viele betroffene Kinder eine erbliche Veranlagung für allergische Erkrankungen in sich tragen, kommt es in der Folge häufig zu neuen

Histamin-Intoleranz

Diese Unverträglichkeitsreaktion ist ein immer häufiger diagnostiziertes Phänomen, wenngleich ihre Beurteilung bzw. Existenz umstritten ist. Die Symptome sind denen einer allergischen Erkrankung sehr ähnlich und können leicht damit verwechselt werden, denn bei beiden Krankheitsbildern spielt Histamin eine wichtige Rolle. Die grundsätzliche Überlegung zur Krankheitsentstehung ist, dass Histamin, das in bestimmten Nahrungsmitteln in größeren Mengen enthalten ist, vom gesunden Körper durch das Enzym Diaminoxidase (DAO) abgebaut wird. Ist das Enzym jedoch nicht ausreichend vorhanden, häuft sich Histamin im Organismus an und es entstehen allergieähnliche Beschwerden.

Nach weiteren diagnostischen Maßnahmen wie Bestimmung des Histaminspiegels, Auslass- und Provokationsdiät kann gegebenenfalls versucht werden, die erwähnten Lebensmittel vom Speiseplan zu streichen. Erwachsene mit diesem Gesundheitsproblem sollten außerdem auf Rotwein, Sekt und andere histaminreiche Getränke verzichten.

Außerdem gibt es die Möglichkeit, 15 Minuten vor dem Verzehr histaminhaltiger Speisen, auf die man nicht verzichten möchte, eine das Enzym DAO enthaltende Kapsel zu schlucken. Entsprechende Präparate stehen in Apotheken zur Verfügung. Die Datenlage hinsichtlich der Wirksamkeit ist allerdings sehr widersprüchlich.

Sensibilisierungen auf Innenraum- oder Pollenallergene und zur Ausbildung von Heuschnupfen oder Asthma. Problematisch sind grundsätzlich jene Substanzen, die in großer Zahl vorhanden sind. Wenn man bedenkt, dass Kinder fast die Hälfte des Tages schlafend in ihren Betten verbringen, wird klar, dass Hausstaubmilben eine wichtige Rolle spielen. Hohe Relevanz besitzen auch die aggressiven Katzenallergene. Bei Jugendlichen überwiegt die Sensibilisierung auf die verschiedenen Pollensorten.

Gefahr Etagenwechsel

Auf keinen Fall sollten Eltern den allergischen Schnupfen ihrer Kinder bagatellisieren, denn in immerhin 25 Prozent der Fälle dehnen die Beschwerden sich früher oder später von der Nasenschleimhaut auf die Lunge aus. Doch nicht nur Asthma ist eine typische Folgeerkrankung des allergischen Schnupfens, auch eine akute oder chronische Entzündung der Nasennebenhöhlen, eine Sinusitis, kann sich entwickeln. Häufig sind auch zusätzliche bakterielle Infektionen wie etwa Mittelohrentzündungen zu beobachten.

Weil ihre Nasenatmung behindert ist, atmen Allergiker oft durch den Mund ein und aus. Dadurch fehlt die Filterfunktion der Nase, weshalb Krankheitserreger leichter an die Schleimhäute gelangen. Die Folge sind Entzündungen der Mundhöhle, des Rachens und des Kehlkopfes, die sich als Trockenheitsgefühl, Zungenbrennen, Heiserkeit und Schluckstörungen bemerkbar machen. Weiters besteht die Gefahr der Ausbildung von pollenassoziierten Nahrungsmittelallergien.

Allergisches Asthma kann übrigens auch ohne vorherigen Heuschnupfen entstehen. Auslöser sind oft schwere Infektionen wie Pseudokrupp oder Keuchhusten. Prinzipiell führt jeder Bakterien- oder Virusinfekt zu einer Beeinträchtigung des Immunsystems, die bei Kindern mit entsprechender erblicher Veranlagung den Boden für Allergien bereitet. Eine besondere Bedeutung kommt hierbei den Respiratory-Syncytial-Viren, kurz RSV, zu.

Übrigens zeigen manche Studien einen Zusammenhang zwischen Übergewicht bei Kindern und der Entwicklung von Asthma, was jedoch nicht immer in Zusammenhang mit einer Allergie stehen muss.

Allergisches Asthma auch ohne Heuschnupfen

Diagnose und Therapie bei Kindern

Da die Entwicklung vom Kind über den Jugendlichen zum Erwachsenen fließend verläuft, gelten in jedem Alter dieselben Grundsätze in der Allergiediagnostik: Anamnese, Hauttest, Laboruntersuchung. Die Wahl der Diagnosemethode richtet nach der Machbarkeit je nach Alter des Kindes. So ist ein Pricktest im frühen Säuglingsalter leichter durchzuführen als bei einem mobilen einjährigen Kind.

Allergie-
behandlung
bei Kindern:
besondere
Sorgfalt nötig

Bei der Anamnese ist der stark fremdbestimmte Krankheitsverlauf zu bedenken. Ein Kind wird in ein bestimmtes Umfeld hineingeboren, das neben der genetischen Veranlagung ausschlaggebend für Art und Ausprägung einer Allergie ist. Meist berichten die Eltern von den Symptomen des Kindes und nicht das Kind selbst. Dabei achten Ärzte auch auf die Interaktionen zwischen den Personen und können daraus eventuell Rückschlüsse auf die Einstellung zur Erkrankung oder damit zusammenhängende familiäre Probleme ziehen (siehe Psychotherapie, ► Seite 65). Bei einer Tierhaarallergie etwa ist das emotionale Verhältnis des Kindes zum Haustier relevant. Manchmal spielt es selbst aus diesem Grund seine allergischen Beschwerden herunter. Oder das betroffene Kind hat Angst vor Konflikten mit Geschwistern, wenn plötzlich die Katze oder das Meerschweinchen weggegeben werden muss.

Aber auch Eltern haben Ängste, für die Erkrankung des Kindes mitverantwortlich zu sein. Wundern Sie sich auch nicht, wenn ein Allergologe

Zu viele Antibiotika?

Gerade bei kleineren Kindern erfordert die Gabe von Antibiotika (Medikamente, die das Bakterienwachstum hemmen) besondere Umsicht. Wie mehrere Studien gezeigt haben, verdoppelt sich bei Kindern, die in den ersten sechs Lebensmonaten mit Antibiotika behandelt werden, das Risiko, an Asthma zu erkranken. Mit jeder weiteren Antibiotika-Therapie steigt die Gefahr noch stärker an. Antibiotika sollten deshalb bei Kleinkindern nur in begründeten Fällen angewandt werden. Bei einer Erkältung oder Grippe sollte ihr Einsatz jedenfalls unterbleiben, da die Mittel gegen Virusinfektionen ohnehin wirkungslos sind.

eine Aussage wie „Mein Kind ist auf Antibiotika allergisch" nicht kritiklos hinnimmt, sondern Ihre Behauptung einer fachkundigen Verifizierung unterzieht.

Bei Verdacht auf eine Nahrungsmittelallergie kann ein Nahrungsmittelprotokoll zur Diagnosestellung hilfreich sein. Dabei notiert man mehrere Wochen lang alles, was das Kind gegessen und getrunken hat, sowie allfällige Beschwerden. Diese Aufzeichnung bildet eine gute Basis für die gezielte Suche nach einem möglichen auslösenden Allergen mit ausreichender Diagnostik und letztlich einer Eliminationsdiät (▶ Seite 32).

Keine Angst vor Kortison

In der Behandlung von allergiekranken Kindern gilt dasselbe Prinzip wie in der Diagnostik: Je jünger der Patient, desto weniger aggressiv sollte die therapeutische Vorgehensweise sein. Gerade bei Asthma ist aber eine Verdammung von Glukokortikoiden (Medikamenten mit Kortison) nicht angebracht. Die frühzeitige Anwendung von Asthmasprays mit kortisonähnlichen Wirkstoffen beeinflusst den Krankheitsverlauf positiv: Ausreichend behandelte Kinder zeigen ein besseres Wachstum, haben eine kräftigere Lungenfunktion und glänzen durch weniger Fehlzeiten in der Schule.

Bei kindlichem Asthma hilft Kortison besonders gut

Nichtsdestotrotz wird bei Kindern leider oft noch wertvolle Therapiezeit verschenkt, indem man versucht, die Symptome mit Hustensäften und Antibiotika zu dämpfen. Auf der anderen Seite darf man nicht der Versuchung erliegen, bei jedem Säugling, der im Winter beim Atmen ein paar pfeifende Geräusche von sich gibt, gleich ein Asthma bronchiale zu befürchten.

Fragen Sie bei der Verordnung von kortisonhältigen Medikamenten am besten den Arzt, welches Therapieziel damit verfolgt wird. Sprechen Sie Ihre Bedenken offen an, gute Mediziner haben Verständnis für Ihre Sorgen und werden Sie über besondere Vorsichtsmaßnahmen während der Anwendung eines solchen Präparates beraten.

Die Rolle des Mikrobioms

Je größer die Artenvielfalt der Mikroorganismen im Verdauungstrakt, desto besser sind die Auswirkungen auf unsere Gesundheit. Oder anders formuliert: Ein Dezimierung der Darmflora macht uns krank. Das gilt auch für die Entstehung von Allergien. Der Verdauungstrakt des ungeborenen Kindes enthält vermutlich keine oder nur ganz wenige Darmbakterien. Bei einer natürlichen Geburt kommt das Baby im Geburtskanal in Kontakt mit Keimen, die die Grundausstattung des Mikrobioms bilden. Forschungen haben gezeigt, dass Kinder, die durch Kaiserschnitt zur Welt kommen, eine weniger vielfältige Darmflora besitzen. Auch das Stillen und eine gemüsehaltige, ballaststoffreiche Kost für den älteren Säugling unterstützen die Bildung eines gesunden Mikrobioms. Dagegen schädigen eine fett- und zuckerreiche Kost sowie die Einnahme bestimmter Medikamente (z.B. Antibiotika) das Mikrobiom stark. Die Folgen: Giftstoffe werden gebildet, Entzündungen entstehen, das Immunsystem gerät ins Ungleichgewicht, und häufig entwickeln sich Allergien. Kinder wie Erwachsene sollten Antibiotika daher nur einnehmen, wenn es wirklich nötig ist, und bereits während der Behandlung zusätzlich ein Probiotikum schlucken, das das Darmmikrobiom wieder normalisiert.

Allergenspezifische Immuntherapie bei Kindern

Die allergenspezifische Immuntherapie (AIT), bei der durch wiederholte Gabe des die Überempfindlichkeitsreaktion auslösenden Allergens Toleranz auf diesen Stoff entwickelt werden soll, wirkt am besten, wenn eine Allergie noch nicht lange besteht und nur durch wenige Substanzen ausgelöst wird (▶ Seite 58). Insofern sollte sie gerade im Kindes- und Jugendalter bevorzugt angewandt werden. Dem entgegen stehen die Vorbehalte vieler Eltern, ihre Kinder wöchentlich mit einer „Allergiespritze" quälen zu lassen. Hier kann die sublinguale Immuntherapie eine mögliche, ebenso wirksame Alternative darstellen.

Sehr gute Erfolge mit der subkutanen Immuntherapie erzielt man bei Bienen- und Wespengiftallergikern. Wegen der möglichen lebensbedrohlichen Schockreaktionen ist eine allergenspezifische Immuntherapie in diesen Fällen vor allem nach schweren Reaktionen unbedingt empfehlenswert. Gute bis sehr gute Erfolge zeigt die AIT bei Kindern mit

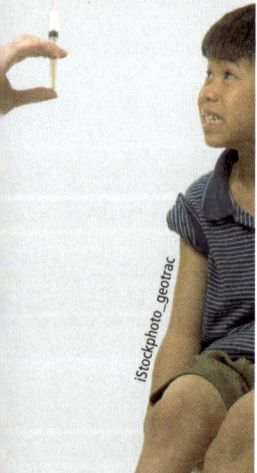

iStockphoto_geotrac

AIT – gut wirksam im Kindesalter

Anaphylaktischer Schock bei Kindern

Bekommt Ihr Kind – vor allem im Sommer in der Natur – plötzlich starken Juckreiz, einen Hautausschlag oder schwillt sein Gesicht an, könnte es sich um eine allergische Reaktion auf einen Insektenstich handeln. Auch sind Atemnot und Herz-Kreislauf-Versagen bei Kindern möglich. Zu den weiteren Risikofaktoren für einen anaphylaktischen Schock zählen vorwiegend Nuss- und Erdnussallergie sowie unzureichend stabilisiertes Asthma. Zur Vorbeugung gegen einen solchen lebensbedrohlichen Zustand sorgen Sie für eine richtige Diagnose durch den allergologisch geschulten Facharzt, halten Sie im Falle einer Allergie stets ein Notfallset bereit, lassen Sie sich über eine allergenspezifische Immuntherapie vor allem bei einer Insektengiftallergie beraten und vermeiden Sie den Allergenkontakt so weit wie möglich. Benachrichtigen Sie die betreuenden Lehrer, wenn Ihr Kind an einer gefährlichen Allergie leidet, und achten Sie auf die Deklarationspflicht von Allergenen bei verarbeiteten Lebensmitteln.

Pollen- oder Hausstaubmilbenallergie, mäßig aussichtsreich ist sie bei Allergien auf Schimmelpilze. Die Daten zu derzeit anwendbaren Therapien für Tierhaarallergiker sind deutlich schlechter und zeigen eine nur geringe Wirksamkeit. Eine spezifische Immuntherapie bei Tierhaarallergikern ist nur in Ausnahmefällen und vor allem im beruflichen Kontext (z.B. Tierärzten oder -pflegern) empfohlen.

Wichtig in der Behandlung von Kindern sind unterstützende Maßnahmen wie die Inhalations- und Klimatherapie. Ein Aufenthalt an der Meeresküste oder im Hochgebirge kann große Erleichterung bringen.

Psychische Faktoren

Zwar sind psychische Faktoren wie Stress, Ängste oder Aversionen keine primären Verursacher von Allergien, sie können aber allergische Beschwerden vorübergehend verstärken (▶ Seite 65). Wenn es etwa in der Schule oder in der Familie immer wieder zu Konflikten kommt, entwickeln viele Allergiker vermehrt Symptome, ganz gleich ob es sich um Heuschnupfen oder Asthma handelt.

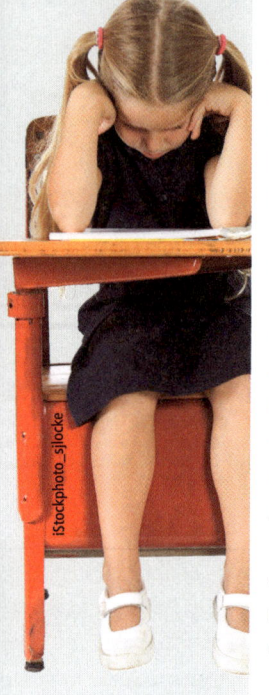

Bekannt ist auch, dass Leistungsdruck oder Prüfungsangst Schübe von atopischer Dermatitis auslösen können. Auf Spannungen aller Art reagieren Betroffene „dünnhäutig", was sich durch Juckreiz und Ausschlag bemerkbar macht. Durch Kratzen versuchen Patienten dann, die Spannungszustände zu beseitigen. Tipp: Geben Sie Ihrem Kind ein mit Waschleder bezogenes Holzstück, ein Kratzklötzchen, auf dem es nach Lust und Laune scharren kann. Auch Stress- oder Igelbälle helfen gut, den Stress abzubauen. Bei kleinen Kindern bildet ein feuchter Wickel mit Creme eine Kratzbarriere, die gleichzeitig kühlt und den Juckreiz lindert.

Auch Nahrungsmittelallergien können durch psychische Probleme verstärkt werden. Seelischer Stress kann bei einer bestehenden Asthmaerkrankung einen akuten Anfall auslösen, Engegefühl, Atemnot und Husten sind ausgeprägter. Umgekehrt können die körperlichen Beschwerden bei Asthma die Entstehung von Depressionen und Phobien begünstigen und auch die mit einer Lebensmittelallergie verbundenen Ängste vor Exposition in die soziale Isolation führen.

Zum Schluss die gute Nachricht: Eine Allergiker-Persönlichkeit gibt es nicht. Allergiker sind weder klüger noch dümmer, noch introvertierter oder extravertierter als andere Menschen. Auch gibt es keine Charaktereigenschaften, die die Entstehung von Allergien fördern.

Schulstress verschlimmert allergische Erkrankungen

Erziehungsprobleme durch Allergien

Allergiebedingte Hautirritationen im Säuglings- und Kleinkindalter beeinträchtigen die Mutter- bzw. Eltern-Kind-Beziehung: Einerseits hat das Baby das Bedürfnis nach Hautkontakt, andererseits verursachen ihm Berührungen und Wärme Juckreiz, Brennen und Schmerz. Kinder etwa, die einen Schub von atopischer Dermatitis durchmachen, schlafen juckreizbedingt oft nicht durch und sind nachts unruhig. Kombiniert mit Übermüdung stellen sich bei den Eltern oft Versagensängste, Ohnmachts- und Schuldgefühle ein. Als Kompensation üben sie dann häufig zu große Nachsicht, dulden tyrannisches Verhalten oder überbehüten das Kind.

Außerdem belasten starre Behandlungsrituale oder rigide Diätvorschriften das Familienleben. In der Folge entstehen Geschwisterrivalitäten und Partnerschaftsprobleme, die wiederum das allergische Krankheitsbild verschlimmern. Nur unterstützende und entlastende Maßnahmen können diesen Teufelskreis unterbrechen. Scheuen Sie sich deshalb nicht, Hilfe von Psychotherapeuten oder Erziehungsberatern in Anspruch zu nehmen. Auch der gezielte Einsatz von Entspannungsmethoden kann zur Entschärfung der Situation beitragen(▶ Seite 64). Bei atopischer Dermatitis gibt es außerdem noch die Möglichkeit einer Eltern-und Patientenschulung durch speziell ausgebildete Ärzte, Psychotherapeuten und Diätologen.

Allergische Erkrankungen belasten das Familienleben

Allergien bei Kindern kompakt

- Die Ursachen von allergischen Erkrankungen sind in der erblichen Veranlagung, der frühen Allergenexposition und der steigenden Umweltbelastung zu suchen.
- Ausschließliches Stillen in den ersten vier Lebensmonaten schützt Säuglinge vor Allergien.
- Ein rauchfreies Umfeld schützt Kinder vor allergischen Atemwegserkrankungen.
- Bei Kleinkindern überwiegen Nahrungsmittelallergien auf Kuhmilch und Hühnereiweiß, im Volksschulalter dominieren Heuschnupfen oder Asthma.
- Um den gefährlichen Etagenwechsel eines Heuschnupfens auf die Bronchien zu verhindern, sollten auch Kinder mit schwachen Symptomen behandelt werden.
- Jugendliche Allergiker lassen sich vor ihrer Berufswahl am besten von speziell ausgebildeten Fachärzten beraten.

Service

Adressen
Links
Stichwortverzeichnis

Hier finden Sie eine Auswahl von österreichischen Allergieambulatorien und Fachinstituten. Außerdem Adressen von Pollenwarndiensten und Internet-Seiten, die nützliche Informationen für Allergiker bieten.

**Allergie-
ambulatorien**

Burgenland

Allergie-Ambulatorium Burgenland
Spitalstraße 1, 7350 Oberpullendorf
Tel. 02612 45111   Fax 02612 45111-22
E-Mail: office@allergie-burgenland.at
www.allergie-burgenland.at

Krankenhaus der Barmherzigen Brüder
Abt. Kinder- und Jugendheilkunde, Allergie- und Asthmaambulanz, Tel. DW 5710
Johannes-von-Gott-Platz 1, 7000 Eisenstadt
Tel. 02682 601-0   Fax 02682 601-1099
www.barmherzige-brueder.at

Allergiezentrum Neusiedl
Obere Hauptstraße 27, 7100 Neusiedl am See
Tel. 02167 20819   Fax 02167 20819-40
E-Mail: office@allergiezentrum-neusiedl.at
www.allergiezentrum-neusiedl.at

Kärnten

Klinikum Klagenfurt am Wörthersee
Abt. für Dermatologie und Venerologie, Allergieambulanz, Tel. DW 32655
HNO-Abteilung, HNO-spezifische Allergieambulanz, Tel. DW 32770
Abt. für Kinder- und Jugendheilkunde, Pädiatrische Pulmologie/Allergologie, Tel. DW 39500
Feschnigstraße 11, 9020 Klagenfurt am Wörthersee
Tel. 0463 538-0
E-Mail: klinikum.klagenfurt@kabeg.at
www.klinikum-klagenfurt.at

Niederösterreich

Landesklinikum St. Pölten
Abt. für Haut- und Geschlechtskrankheiten, Allergieambulanz, Tel. DW 11180
Dunantplatz 1, 3100 St. Pölten
Tel. 02742 9004-0
E-Mail: office@stpoelten.lknoe.at
www.stpoelten.lknoe.at

Landesklinikum Wiener Neustadt
Ambulanz für Dermatologie, Allergologie, Tel. DW 12305 oder 12306
Corvinusring 3-5, 2700 Wiener Neustadt
Tel. 02622 9004-0
E-Mail: office@wienerneustadt.lknoe.at
http://wienerneustadt.lknoe.at

Universitätsklinikum Krems
Klin. Abt. für Kinder- und Jugendheilkunde – Schwerpunkt Allergiediagnostik,
Asthma-Behandlung, Tel. DW 4755
Mitterweg 10, 3500 Krems an der Donau
Tel. 02732 9004-0
E-Mail: office@krems.lknoe.at
www.krems.lknoe.at

Oberösterreich

Kepler-Universitätsklinikum
Allergie-Zentrum, Med Campus III
Krankenhausstraße 9, 4021 Linz
Tel. 05 768083-4115   Fax 05 768083-4118
E-Mail: dermatologie@kepleruniklinikum.at
www.kepleruniklinikum.at

Ordensklinikum der Barmherzigen Schwestern Elisabethinen Linz
Allergie-Ambulanz, Tel. DW 4500
Seilerstätte 4, 4010 Linz
Tel. 0732 7676-0
E-Mail: bhs@ordensklinium.at
www.ordensklinikum.at

Klinikum Wels-Grieskirchen GmbH
Abt. für Lungenkrankheiten – Allgemeine und Allergie-Ambulanz, Tel. DW 2382
Grieskirchner Straße 42, 4600 Wels
Tel. 07242 415-0   Fax 07242 415-3774
E-Mail: pulmologie@klinikum-wegr.at
www.klinikum-wegr.at

Salzburg

Uniklinikum Salzburg
Dermatologie Allergieambulanz, Gebäude Haus D, Tel. DW 24616
HNO Allergieambulanz, Gebäude Haus H, Tel. DW 25124
Kinder- und Jugendmedizin Allergie- und Lungenambulanz, Gebäude Haus E,
Tel. DW 26222, Fax DW 26386, E-Mail: sekretariat-kinderklinik@salk.at
Müllner Hauptstraße 48, 5020 Salzburg
Tel. 05 7255-0
E-Mail: office@salk.at
www.salk.at

Steiermark

LKH-Univ.-Klinikum Graz
Allergie-Ambulanz Dermatologie, Tel. DW12892
Auenbrugger Platz 8, 8036 Graz
Tel. 0316 385-0
E-Mail: internet@klinikum-graz.at
www.klinikum-graz.at

Universitäts-Klinik für Dermatologie und Venerologie
Allergieambulanz, Tel. DW 22978
Anichstraße 35, 6020 Innsbruck
Tel. 0512 504-0   Fax 0512 504-22990
https://dermatologie.tirol-kliniken.at

Universitäts-Klinik für Hals-, Nasen- und Ohrenheilkunde
Ambulanz, Tel. 050 504-23147
Anichstraße 35, 6020 Innsbruck
https://hno.tirol-kliniken.at

Allergie-Ambulatorium Hall
Thurnfeldgasse 3a, 6060 Hall
Tel. 05223 57500 oder 5750018   Fax 05223 57500-50
allergieambulatorium@kofler-haut.at
www.kofler-haut.at

Landeskrankenhaus Feldkirch
Allergieambulanz (Dermatologie), Tel. DW 1230
Allergieambulanz (HNO), Tel. DW 133
Pädiatrische Pulmologie und Allergologie, Tel. DW 2900
Carinagasse 47, 6800 Feldkirch
Tel. 05522 303-0   Fax 05522 303-7500
www.landeskrankenhaus.at

Allergieambulatorium Reumannplatz
Reumannplatz 17/1/4, 1100 Wien
Tel. 01 604 24 70
E-Mail: office@allamb.at
www.allamb.at

Allergie-Ambulatorium Innere Stadt GmbH
Walfischgasse 3, 1010 Wien
Tel. +43 1 512 79 26
office@allergie-wien1.at
www.allergie-wien1.at

Allergie-Ambulatorium Rennweg
Rennweg 28, 1030 Wien
Tel. 01 798 10 55   Fax 01 798 10 55-22
mail@allergieambulatorium.at
www.allergieambulatorium.at

Allergiezentrum Wien West
Hütteldorfer Straße 46, 1150 Wien
Tel. 01 982 41 21   Fax 01 982 41 21-4
office@allergiezentrum.at
www.allergiezentrum.at

Floridsdorfer Allergie-Zentrum
Pius-Parsch-Platz 1/3, Schloßhoferstraße 3, 1210 Wien
Tel. 01 270 25 30   Fax 01 270 25 42-78
office@faz.at
www.faz.at

AKH Allgemeines Krankenhaus der Stadt Wien
Univ.-Klinik für Dermatologie, Allergieambulanz,
Tel. DW 77000 oder 77010
Univ.-Klinik für Hals-, Nasen- und Ohrenkrankheiten, Allergieambulanz,
Tel. DW 33300
Univ.-Klinik für Kinder- und Jugendheilkunde, Atem- und Allergieambulanz,
Tel. DW 32430
Währinger Gürtel 18-20, 1090 Wien
Tel. 01 404 00-0
www.akhwien.at

Klinik Donaustadt
Dermatologische Abteilung, Allergieambulanz, Tel. DW 4166
Langobardenstraße 122, 1220 Wien
Tel. 01 28802-0   Fax 01 28802-2050
https://klinik-donaustadt.gesundheitsverbund.at

Klinik Landstraße
Dermatologische Abteilung, Allergieambulanz, Tel. DW 2711
Juchgasse 25, 1030 Wien
Tel. 01 71165-0
https://klinik-landstrasse.gesundheitsverbund.at

Klinik Hietzing
Dermatologische Abteilung, Allergieambulanz, Tel. DW 2435
Hals-, Nasen-, Ohren-Abteilung, Spezialambulanz für Allergie, Tel. DW 2338
Wolkersbergenstraße 1, 1130 Wien
Tel. 01 801 10-0
https://klinik-hietzing.gesundheitsverbund.at

Klinik Ottakring
Hals-, Nasen-, Ohren-Abteilung, Allergieambulanz, Tel. DW 3904
Montleartstraße 37, 1160 Wien
Tel. 01 491 50-0
https://klinik-ottakring.gesundheitsverbund.at

Links

Einige Pollenwarndienste für Österreich

www.polleninfo.org
Hier ist das Führen eines persönlichen Online-Tagebuches über allergische Beschwerden möglich. Parallel können die Beschwerden mit der aktuellen Pollenbelastung verglichen werden, was auch der Überprüfung der gewählten Therapie dient.

www.pollenwarndienst.at
Aktuelle Vorhersage über den Pollenflug in Österreich, praktische Tipps und Neuigkeiten für Pollenallergiker. Auch hier können Sie sich ins Pollentagebuch einloggen.

www.zamg.ac.at/cms/de/wetter/produkte-und-services/ gesundheitswetter/pollenvorhersage
Pollenfluginformation der Zentralanstalt für Meteorologie und Geodynamik

www.pollenwarndienst.ktn.gv.at
Pollenwarndienst Kärnten

www.plus.ac.at/umwelt-und-biodiversitaet/institutionen/pollenwarndienst
Pollenwarndienst der Universität Salzburg

www.uibk.ac.at/botany/services/pollenwarndienst/index.html.de
Website des Instituts für Botanik der Universität Innsbruck mit Pollenwarndienst für Tirol

Nützliche Internetadressen

https://oegai.org
Website der Österreichischen Gesellschaft für Allergologie und Immunologie mit ausführlicher Patienteninformation

www.allergenvermeidung.org
Website der Interessensgemeinschaft Allergenvermeidung mit hochrangigem medizinischen Beirat. Hilfreiche Tipps und aktuelle Forschungsergebnisse, insbesondere im Inhaltsbereich Ratgeber.

www.daab.de
Website des Deutschen Allergie- und Asthmabundes

www.allergieinformationsdienst.de
Website des Helmholtz-Zentrums München mit nützlicher Information für Allergiker

www.neurodermitis.net
Website des Bundesverbandes Neurodermitiskranker in Deutschland e.V.

www.lungenunion.at
Selbsthilfegruppe für Atemwegs- und Lungenerkrankungen

www.insektengiftallergie.at
Nützliche Informationen für Insektengiftallergiker

www.mastozytose.de und **www.mastozytose-info.de**
Websites des Patientenselbsthilfevereins Mastozytose und Mastzellerkrankungen e.V.

A
Acrylate 105
Adrenalin 53, 89
Akupunktur 64
Allergie, bei Kindern 111
–, Suchdiät 32
Allergiediagnostik, molekulare 30
Allergiesyndrom (OAS), orales 74
Antibiotika 19, 40, 96f, 123
Antigen-Antikörper-Reaktion 13
Antigene 13, 16
Antihistaminika 19, 44ff, 57, 59,
   72, 90
Äpfel 31, 95
Arzneimittelunverträglichkeiten
   20, 39f, 96
Asthma 18, 26ff, 35f, 49f, 53ff, 59,
   64ff, 70ff, 80ff, 114, 119, 121ff
Atemnot 19, 22, 36, 39, 89, 126
Atemtherapie 64
Atopie 28, 112
Augentropfen 46ff
Ausschlag 108

B
Baumnüsse 32
Baumpollen 22, 70
Beikost 115ff
Beta-2-Sympathomimetika 52ff
Betäubungsmittel 29, 96
Biologika 55ff, 96
Blutabnahme 29
Blutuntersuchungen 28
Bronchitis 115

C
Chrom 101

D
Dauerschnupfen 35, 64
Depressionen 126
Dermatitis, atopische 38, 57
Desinfektionsmittel 103, 118
Dosieraerosole 49
Duftstoffe 27, 102

E
Eier 80, 92ff, 115
Ekzem 37

Eliminationsdiät 33, 123
Encasings 82
Entspannungsmethoden 24, 64,
   127
Epikutantest 27, 101
Epinephrin 53f
Erdnüsse 61, 92ff, 115
Ernährung 24, 115f, 120
Etagenwechsel 121

F
Faktoren, psychische 65, 125
Farbstoffe 104, 106f
Fisch 91f, 95f, 100, 115ff
Friseurchemikalien 103
Frühblüher 70

G
Garnelen 95
Gemüse 32, 77, 88, 94
Gerbstoffe 54
Getreide 92
Glukokortikoide 49, 50ff
Gluten 92
Gräserpollen 74
Gummi 98

H
Haarfarben 103
HA-Nahrung 116
Harnstoff 51ff
Hasel 72, 94
Haselnuss 92
Hausstaubmilben 18, 26, 35, 44,
   59, 81ff, 118, 121
Hauttests 25
HEPA-Filter 83
Heuschnupfen 18, 28, 35, 66,
   70ff, 80, 114, 119ff, 125
Histamin-Intoleranz 120
Homöopathie 66
Hühnerei 32, 61, 93f, 112
Hummer 84
Husten 22, 36, 126
Hygienehypothese 113
Hypnose 65

I
Immunglobulin E 14, 28, 113

Immunmodulatoren 55
Immunsuppressiva 55, 59
Immunsystem 10
Immuntherapie, allergen-
   spezifische 58ff, 90, 124
–, subkutane 59
–, sublinguale 60, 124
Inhalation 50
Inhalator 51
Insektengifte 18, 41, 89
Insektenstiche 37, 40
Intrakutantest 26

J
Juckreiz 24

K
Klimaanlagen 87
Klimatherapie 125
Konservierungsstoffe 46f, 50ff,
   103f, 108, 118
Kontaktdermatitis 36, 102, 108
Kontaktekzem 27, 36, 102, 118
Kopfgneis 38
Kortison 51, 123
Kosmetika 26, 100ff
Krankenkasse 59, 65
Kräuterpollen 75
Krebstiere 92
Kreuzallergien 32, 72ff, 79, 92
Kuhmilch 32, 61, 93f, 112ff, 120

L
Laboruntersuchungen 28
Latex 98f
Lebensmittel 10, 19, 26, 33f, 88,
   91, 94, 100, 115ff, 120
Leukotrien-Rezeptor-Antagonisten
   53
Luftbefeuchter 88
Lüften 80, 85, 88, 118

M
Mandeln 12
Mastozytose 38, 38
Mastzellen 16f, 38, 44f, 48, 53, 58
Mastzellstabilisatoren 44, 48f
Matratzen 80ff
Meditation 65

Meeresfrüchte 19, 26, 91, 95f
Metalle 100f
Mikrobiom 124
Milbensprays 84
Milch 91ff
Milchschorf 38
Mittelblüher 70
Modeschmuck 100, 118
Muskelentspannung 65
Muttermilch 14, 115ff

N
Nahrungsmittelallergien 34, 39, 72, 91f, 112, 115f, 121, 126
–, pollenassoziierte 72, 92, 121
Nasenspray 48, 50
Nesselfieber 18, 37
Nesselsucht 20, 37, 89
Neurodermitis 51
Nickel 27, 100, 118
Notfallset 19, 89ff, 99
Nüsse 19, 61, 91, 94, 115

O
Obst 77, 88f, 94

P
Parabene 103
Paraphenylendiamin 104
Pollen 70
Pollenallergiker 44, 70, 76f
Pollenflug 71
Pollenwarndienste 71

PPD 104
Pricktest 25, 27f, 122
Prick-to-Prick-Test 26
Provokationstest 22, 94
Pseudoallergien 20, 31
Psychotherapie 24, 65, 122
Putzmittel 102

Q
Quincke-Ödem 89

R
rauchen 100, 116
Reibetest 26

S
Schalenfrüchte 92
Schalentiere 95, 100
Schimmelpilze 26, 58, 84f, 125
Schnupfen, allergischer 35
Schock 18f, 32, 34, 40, 60, 89, 95
–, anaphylaktischer 20, 62, 125
Schutzimpfungen 119
Schwangerschaft 14, 59, 114ff
Schwefeldioxid 92
Sellerie 19, 92
Sensibilisierung 20, 26, 29, 31, 78, 93, 97, 102, 115, 118ff
Sesam 61, 92
small molecules 57f
Soforttyp 18
Soja 32, 91f, 115f
Spätblüher 70

Staubsauger 83f
Stoßlüften 83
Stress 65, 98, 125f

T
Teebaumöl 105
Textilien 81, 104
Tierallergene 78
Training, autogenes 65

U
Überempfindlichkeit 31
Umweltbelastung 113
Urea 54
Urlaub 77, 81
Urtikaria 18, 37, 55ff, 89
UV-Strahlen 101

V
Veranlagung 35ff, 112, 120ff
Vererbung 112

W
Walnuss 92
Wasch- und Putzmittel 104
Weichtiere 92
Weizen 32, 61, 92

Z
Zimmerpflanzen 86

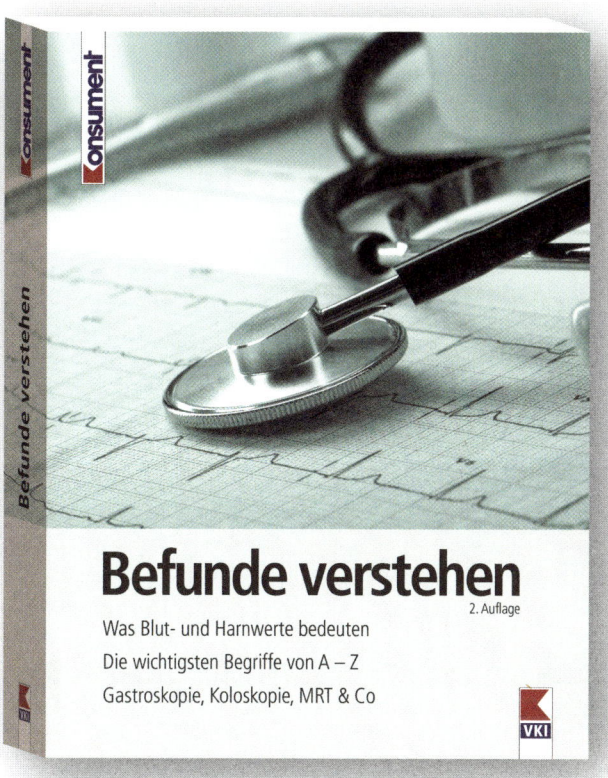

Befunde verstehen
2. Auflage

Was Blut- und Harnwerte bedeuten
Die wichtigsten Begriffe von A – Z
Gastroskopie, Koloskopie, MRT & Co

So mancher Befund verunsichert – unabhängig vom tatsächlichen Ergebnis. Fachbegriffe, Werte, medizinische Formulierungen sind für Laien meist ein „spanisches Dorf". Was wird mit welchen Methoden überhaupt festgestellt? Was kann es bedeuten, wenn die eigenen Messwerte von der Norm abweichen? Wie zuverlässig sind Untersuchungsergebnisse alleine überhaupt? Das Wissen um die grundlegenden Zusammenhänge ersetzt keine Befundinterpretation durch den Arzt, aber ermöglicht, dem Aufklärungsgespräch besser zu folgen und die richtigen Fragen zu stellen.

Flexcover, 184 Seiten, 19,90
ISBN 978-3-99013-065-0
www.konsument.at/befunde

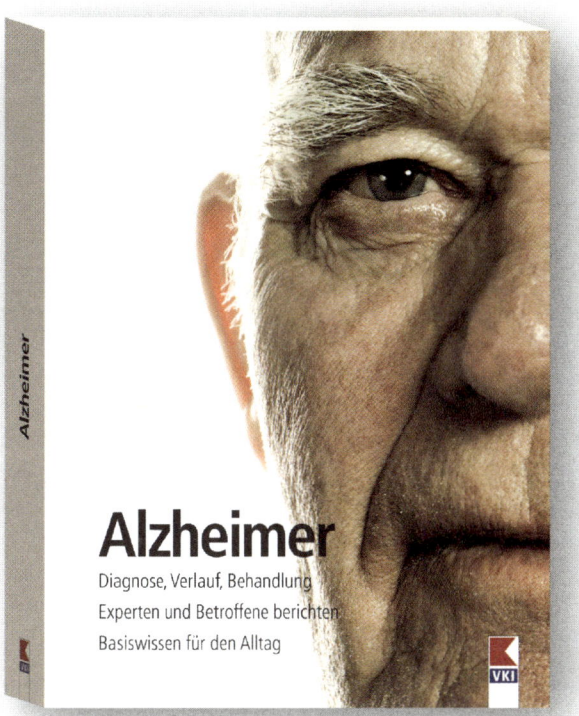

Alzheimer

Diagnose, Verlauf, Behandlung

Experten und Betroffene berichten

Basiswissen für den Alltag

Jede Zeit gebiert eine für sie typische Krankheit. Heute ist das sicherlich Alzheimer. Das schleichende Vergessen. Vor keiner Erkrankung haben die Menschen mehr Angst. Nun ist Angst generell ein schlechter Ratgeber, vor allem, wenn sie auf Unkenntnis oder Halbwissen beruht. Wir möchten daher über diese und andere Formen von Demenz aufklären. Wir liefern Hintergründe und Tipps. Lassen Experten und Betroffene zu Wort kommen. Und erinnern nicht zuletzt daran, dass auch ein Mensch mit Alzheimer sich durchaus freuen und glücklich sein kann.

• Verlauf einer Alzheimererkrankung
• Therapiemöglichkeiten
• Betreuung und Pflege
• Rechte der Betroffenen
• Hilfe und finanzielle Unterstützung

Flexcover, 244 Seiten, € 19,90
ISBN 978-3-99013-069-8
www.konsument.at/alzheimer

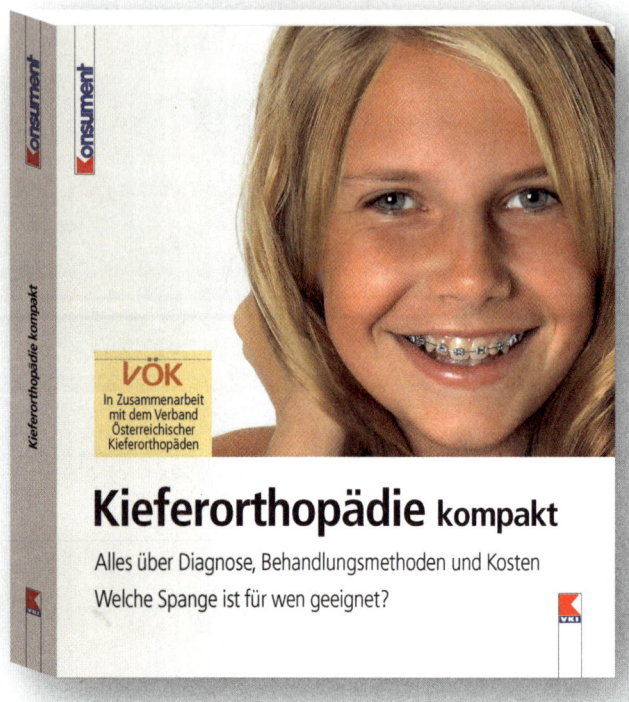

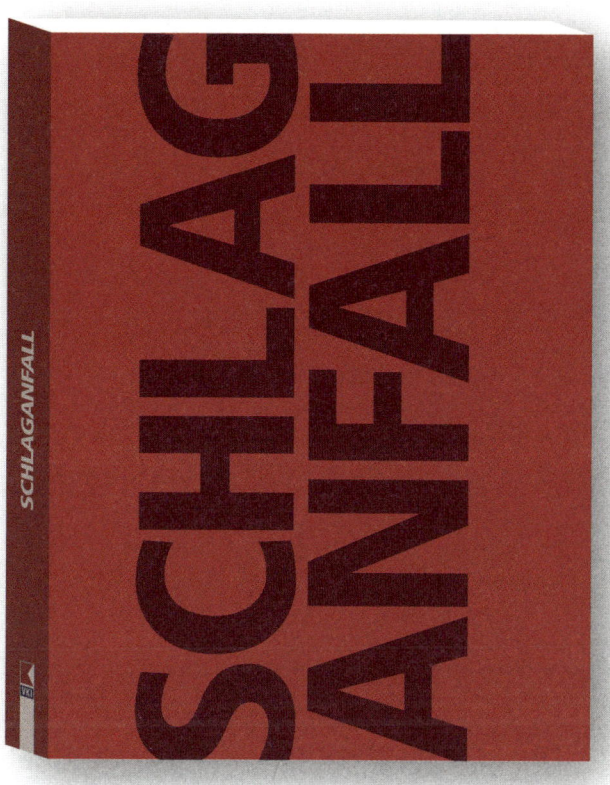

Der Schlaganfall gilt als zweithäufigste Todesursache und Hauptgrund für Behinderungen: Jeder vierte Österreicher ist betroffen, jeder sechste davon stirbt an den Folgen. Die rasche medizinische Versorgung und mitunter lebenslange Pflege sind eine Herausforderung – nicht nur für das Gesundheitssystem, sondern für jeden von uns. Vorbeugen ist möglich, mit einfachen, aber manchmal unbequemen Änderungen unseres Lebensstils. Das heißt im Alltag: nicht rauchen, wenig Alkohol trinken, täglich 30 Minuten in Bewegung kommen und ein gesundes Körpergewicht. Tritt dennoch ein Schlaganfall auf, so gilt: „Zeit ist Hirn" – je rascher Hilfe und medizinische Versorgung möglich ist, desto besser sind die Chancen, ohne Folgeschäden davon zu kommen. Wie Patienten von neuen Forschungen profitieren, wie Hilfe im Notfall aussieht, welche Behandlungen erfolgversprechend sind und wie das Leben trotz Schlaganfall lebenswert bleibt, lesen Sie in diesem Buch!

Flexcover, 192 Seiten, 19,90
ISBN 978-3-99013-095-7
www.konsument.at/schlaganfall

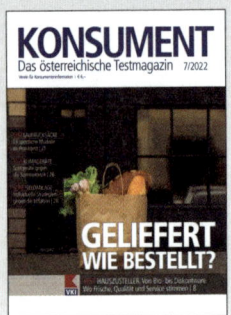

Das österreichische Testmagazin

Ihr Ratgeber für den täglichen Einkauf
Jeden Monat mit Tests, Reports und Analysen. Ohne Inserate,
deshalb unabhängig von Firmen. Nur dem Leser verpflichtet.

www.konsument.at

Beratung & Konsumentenschutz

Wir beraten Sie vor und nach dem Kauf
Und helfen Ihnen, zu Ihrem Recht zu kommen. In **Musterprozessen**
zeigen wir Missstände auf.Besserer Konsumentenschutz ist das Ziel.

www.vki.at

Test-Urteile

Test ist nicht gleich Test
Nur Konsumentenschutzorganisationen wie der VKI prüfen nach
international anerkannten Standards. Deshalb ist auf unsere Testergebnisse
Verlass. Strenge Qualitätsrichtlinien zeichnen unsere Arbeit aus.

Wir sind für Sie da

Aboservice
Für Fragen zu Ihrem KONSUMENT-Abonnement, für Adressänderungen sowie für
Buchbestellungen wählen Sie Tel. 01 588 774 (Mo–Do 9–16 Uhr, Fr 9–14 Uhr)

Beratung
Die ExpertInnen unseres Beratungszentrums sind unter Tel. 01 588 77-0 erreichbar
(Mo–Fr 9–13 Uhr)

Persönliche Beratung
Wien: Mariahilfer Straße 81, Tel. 01 588 77-0
        (Terminvereinbarung, Mo – Do 9–16 Uhr)
Innsbruck: Maximilianstraße 9, Tel. 0512 58 68 78
        (Mo–Do 8–12 Uhr)

Besuchen Sie uns im Internet www.konsument.at